图解

徐秋玲 刘 涛/主编

中医体质养生

TUJIE
ZHONGYI TIZHI YANGSHENG

U0122222

化学工业出版社

·北京·

内容简介

本书主要由养生篇和针灸篇组成。养生篇介绍了气虚体质、气郁体质、阳虚体质、阴虚体质、湿热体质、痰湿体质、瘀血体质、特禀体质和平和体质九种体质类型，从主要表现、成因、易感疾病及养生原则四个方面详细论述。研读此书，有助于深入了解和辨识自身的体质类型，并通过学习书中阐述的养生原则与方法，达到保健防病的目的。针灸篇主要介绍了十四经脉的常用腧穴以及一些针刺和艾灸方法与注意事项等。读者可以通过学习这些针灸知识，了解针灸治疗疾病的常用穴位和注意事项，从而积极调理身体。本书适合广大养生爱好者阅读。

图书在版编目（CIP）数据

图解中医体质养生/徐秋玲，刘涛主编 . —北京：化学工业出版社，2024.5

ISBN 978-7-122-44824-8

Ⅰ.①图… Ⅱ.①徐…②刘… Ⅲ.①体质-关系-养生（中医）-图解 Ⅳ.①R212-64

中国国家版本馆 CIP 数据核字（2024）第 066922 号

责任编辑：李少华	文字编辑：张晓锦
责任校对：宋　玮	装帧设计：刘丽华

出版发行　化学工业出版社
　　　　　（北京市东城区青年湖南街 13 号　邮政编码 100011）
印　　刷　北京云浩印刷有限责任公司
装　　订　三河市振勇印装有限公司
710mm×1000mm　1/16　印张 10　字数 134 千字
2024 年 8 月北京第 1 版第 1 次印刷

购书咨询：010-64518888　　　　　售后服务：010-64518899
网　　址：http://www.cip.com.cn

定　　价：38.00 元

编写人员名单

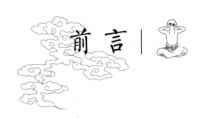

前言

自古以来，中医养生之道便深植于中华民族的文化血脉之中，它不仅是一门医学技艺，更是一种生活的智慧与艺术的体现。中医体质养生，作为中医养生学的重要组成部分，强调因人而异、因体而异的养生原则，旨在通过调和阴阳、调和气血、调和脏腑，达到身心和谐健康的目标。

体质是人类生命的重要表现形式，自《黄帝内经》问世以来，历代医家都重视研究人的体质。北京中医药大学王琦教授提出"体质可分论""体病相关论""体质可调论"三个关键科学问题，这已成为体质研究的总体框架。中医体质养生理论根据个体的体质特点，将人群分为平和质、气虚质、阳虚质、阴虚质、痰湿质、湿热质、血瘀质、气郁质、特禀质等九大类型，每种体质都有其独特的生理特征、易患疾病和养生方法。

中医体质养生注重整体观念和辨证论治，它强调通过调整饮食、起居、运动、情志等方面，运用中药、经络穴位调治等方法来改善体质偏颇，增强身体抵抗力，预防疾病的发生。同时，中医体质养生也倡导顺应自然、和谐共生的生活理念，提倡人与自然、人与社会、人与自我之间的和谐统一。

本书旨在普及中医体质养生的知识和方法，引导读者了解自己的体质类型，掌握适合自己的养生技巧，从而改善身体状况，提高生活质量。

本书的出版得到了国家中医药管理局 2022 年第五批全国中医临床优秀人才项目（No. 国中医药人教函[2022]239 号）资助及国家中医药管理局 2022 年青年岐黄学者项目（No. 国中医药人教函[2022]256 号）资助，在此表示感谢！

由于时间和水平有限，书中疏漏之处在所难免，请读者多提宝贵意见。

编者

2024 年 3 月

目 录

养生篇

第一章　气虚体质养生　/002

一、气虚体质的主要表现　/002

二、气虚体质的成因　/003

三、气虚体质易感疾病　/003

四、气虚体质养生原则：补脾益气　/003

第二章　气郁体质养生　/014

一、气郁体质的主要表现　/014

二、气郁体质的成因　/015

三、气郁体质易感疾病　/015

四、气郁体质养生原则：疏肝理气，补益肝血　/016

第三章　阳虚体质养生　/026

一、阳虚体质的主要表现　/026

二、阳虚体质的主要成因　/026

三、阳虚体质易感疾病　/027

四、阳虚体质养生原则：温阳益气　/028

第四章　阴虚体质养生　/033

一、阴虚体质的主要表现　/033

二、阴虚体质的成因　/034

三、阴虚体质易感疾病　/034

四、阴虚体质养生原则：滋阴润燥 /035

第五章　湿热体质养生　/041

一、湿热体质的主要表现　/041

二、湿热体质的成因　/042

三、湿热体质易感疾病　/043

四、湿热体质养生原则：疏肝利胆　/044

第六章　痰湿体质养生　/051

一、痰湿体质的主要表现　/051

二、痰湿体质的成因　/052

三、痰湿体质易感疾病　/052

四、痰湿体质养生原则：健脾祛湿　/054

第七章　瘀血体质养生　/061

一、瘀血体质的主要表现　/061

二、瘀血体质的成因　/062

三、瘀血体质易感疾病　/063

四、瘀血体质养生原则：疏肝活血　/064

第八章　特禀体质养生　/072

一、特禀体质的主要表现　/072

二、特禀体质的主要成因　/072

三、特禀体质易患疾病　/073

四、特禀体质养生原则：补益肺脾　/074

第九章　平和体质养生　/079

一、平和体质的主要表现　/079

二、平和体质养生原则：坚持锻炼，重在维护　/079

针灸篇

第一章　中医体质养生常用穴位　/085

第一节　手太阴肺经主要腧穴　/085

第二节　手阳明大肠经主要腧穴　/089

第三节　足阳明胃经主要腧穴　/092

第四节　足太阴脾经主要腧穴　/096

第五节　手少阴心经主要腧穴　/100

第六节　手太阳小肠经主要腧穴　/101

第七节　足太阳膀胱经主要腧穴　/104

第八节　足少阴肾经主要腧穴　/112

第九节　手厥阴心包经主要腧穴　/114

第十节　手少阳三焦经主要腧穴　/117

第十一节　足少阳胆经主要腧穴　/119

第十二节　足厥阴肝经主要腧穴　/122

第十三节　任脉主要腧穴　/124

第十四节　督脉主要腧穴　/128

第二章　毫针刺法　/134

一、进针　/134

二、针刺的角度、方向、深度　/136

三、行针　/138

第三章　灸法　/141

一、灸法的作用　/141

二、灸用材料　/142

三、灸法的分类　/143

四、灸法的操作方法　/143

五、施灸的禁忌　/147

六、灸后的处理　/148

参考文献　/149

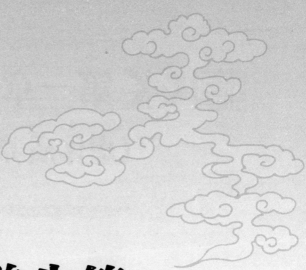

养生篇

第一章　气虚体质养生

第二章　气郁体质养生

第三章　阳虚体质养生

第四章　阴虚体质养生

第五章　湿热体质养生

第六章　痰湿体质养生

第七章　瘀血体质养生

第八章　特禀体质养生

第九章　平和体质养生

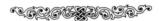

第一章

气虚体质养生

气的病证很多，《素问·举痛论篇》中"百病生于气也"指出了气病的广泛性。

一、气虚体质的主要表现

俗话说："人活一口气，树活一张皮。"气虚就是气的不足或减少导致脏腑组织功能减退。人体脏腑组织功能活动的强弱与气的盛衰有密切关系，气盛则功能活动旺盛，气衰则功能活动减退。气虚体质主要是指人体的生理功能处于不良状态，体力和精力都明显缺乏，稍微活动一下或正常工作、运动就有疲劳及不适的感觉。现代医学将这种情况归于亚健康范畴。气虚体质的人身体抵抗疾病的能力明显低于身体健康的人，往往少气懒言，语声低微，乏力疲倦，常出虚汗，动则更甚，可见舌淡苔白、脉虚弱等。气虚体质主要表现为脾肺功能偏弱。

脾气虚证：是指脾气不足，运化失健所表现的证候。多因饮食失调，劳累过度，以及其他急慢性疾患耗伤脾气所致。临床表现为饭量减少，肚子胀，饭后更为严重，大便不成形，四肢自觉没劲，总觉得气短不爱说话，面色发黄，形体消瘦或浮肿，舌淡苔白，脉缓弱。

肺气虚证：是指肺气不足和卫表不固所表现的证候。多由久病咳喘，或气的生化不足所致。临床表现为咳喘无力，气短，活动后更加严重，身体疲乏不爱说话，声音低怯，痰多清稀，面色发白，肺气虚不能宣发卫气于肌表，腠理不固，出汗畏风，易于感冒，舌淡苔白，脉虚弱。

二、气虚体质的成因

气虚体质常由先天禀赋不足、久病体虚、劳累过度、年老体弱等因素引起。先天禀赋不足，后天失养，如孕育时父母体弱，早产、人工喂养不当、偏食、厌食，或因大病、久病、年老体弱，元气大伤；长期过度用脑，劳伤心脾；重体力劳动者或者是职业运动员，时间长了会伤气。长期的形过劳或神过劳都会耗气。有一些女性为了身材苗条长期节食，形成气虚。

三、气虚体质易感疾病

气虚的人容易发胖。气虚发胖，多数呈现一种又胖又没力的情况。脾气不健，清阳下隐，则久痢久泄。气陷于下，以致诸脏器失其升举之力，因为气虚不能升提，故见腹部坠胀、脱肛、子宫或胃下垂等症状。气虚不能固摄，则容易自汗、尿多、大便次数多而溏、崩漏、白带过多。气虚肠道蠕动无力则便秘。节食可引起气虚，使女性月经量减少，色淡，甚至闭经。

四、气虚体质养生原则：补脾益气

气虚体质总的养生原则为补脾益气。脾胃为"气血生化之源"，脾主运化，为后天之本，气血生化之源，并能统摄血液的运行。因而气虚体质者首先要注重补脾、健脾。另外，肺主一身之气，肾藏元气，故脾、胃、肺、肾皆当调护。

1. 饮食养生

《饮膳正要》云："故善养性者，先饥而食，食勿令饱，先渴而饮，饮勿令过。食欲数而少，不欲顿而多。盖饱中饥，饥中饱，饱则伤肺，饥则伤气。若食饱，不得便卧，即生百病。"也就是说，善于养生者，不能暴饮暴食，应该少食多餐。这与我们的饮食养生原则——细水长流相一致。而现在人们生活节奏快，经常吃一些方便食品及快餐，这些食品多含有食品添加剂（如防腐剂），或为油炸食品，严重影响身体健康。自助餐的出现也造成了很多人暴饮暴食，过饱则增加脾胃的负担，影响消化功能，引起肥胖。目前我国性早熟的发病率为 1.25% ~ 2.32%，以上这些坏习惯也是造成我国儿童性早熟的元凶。气虚体质者饮食上还应忌冷抑热，经常吃冷饮，尤其是从冰箱里拿出的食物，因其过凉，很容易伤脾胃，食物过热也会损伤脾胃。

那么气虚体质应吃什么食物呢？宜吃益气健脾的食物，如粳米、糯米、大麦等谷物都有养胃气的功效；马铃薯、胡萝卜、木耳、山药、樱桃、葡萄、鸡肉、鹅肉、兔肉、牛肉、狗肉、大枣、龙眼等食物也有补气、健脾胃的功效（表 1-1 ~ 表 1-5）。

表 1-1　气虚体质宜食食物——谷物类

谷物名称	性味	功效	主治
粳米	性平，味甘、苦	补中益气，健脾和胃	脾虚泄泻
糯米	性温，味甘、苦	补中益气，温补脾胃	气虚盗汗
大麦	性温，味甘、咸	益气调中，消渴除热	食积不化

表 1-2　气虚体质宜食食物——肉类

肉类名称	性味	功效	主治
牛肉	性平，味甘	安中益气，补脾胃	脾胃虚弱

肉类名称	性味	功效	主治
乌骨鸡肉	性平，味甘	补肝肾，益气血	气血两虚
鹅肉	性平，味甘	补肺益气	气短懒言
狗肉	性温，味咸、酸	温肾壮阳，补中益气	脾胃虚寒
兔肉	性平，味辛	益气健脾，清热止渴	虚弱羸瘦

表1-3 气虚体质宜食食物——蔬菜类

蔬菜名称	性味	功效	主治
胡萝卜	性微温，味甘、辛	健脾和中，滋肝明目	脾虚食少，体虚乏力
木耳	性平，味甘	补气养血	气虚崩漏，肺虚久咳
山药	性平，味甘	益气养阴，补脾肺肾	脾虚证，肺虚证，肾虚证
马铃薯	性平，味甘	益气健脾，利湿通便	脾虚纳少，吐泻便秘

表1-4 气虚体质宜食食物——水果类

水果名称	性味	功效	主治
樱桃	性热，味甘、涩	调中益气	体虚气弱，倦怠食少
葡萄	性平，味甘、酸	补气养血，利尿	气血虚弱，风湿水肿

表1-5 气虚体质宜食食物——干果类

干果名称	性味	功效	主治
花生	性平，味甘	补中和胃，润肺止咳	气虚便秘，燥咳
大枣	性温，味甘	补中益气，养血安神	脾气虚证，血虚证
龙眼肉	性温，味甘	补益心脾，养血安神	心悸怔忡，健忘失眠，血虚证

第一章 气虚体质养生

可见，我们平时生活中的许多谷物类、肉类、蔬菜、水果等都有补气的作用。

2. 精神养生

《饮膳正要》云："善摄生者，薄滋味，省思虑，节嗜欲，戒喜怒，惜元气，简言语，轻得失，破忧阻，除妄想，远好恶，收视听，勤内固，不劳神，不劳形，神形既安，病患何由而致也。"思虑过多则伤脾，而气虚体质的人本身就脾气虚，思虑过多则脾气更虚，这样就造成了恶性循环，因此气虚体质的人忌思虑过多。

3. 起居养生

中医有"避风如避箭"之说。有的人爱开窗睡觉，这很容易受"贼风"的侵袭。"贼风"吹在熟睡者的头面部，第二天早上容易引起偏头痛，甚至面瘫。早晚温差变化大；尤其秋末冬初时节，常有冷空气袭来，容易受凉感冒，可能诱发哮喘等病，气虚体质的人一定要重视避风寒。过劳则伤气，有一种病叫"气虚劳复"，是指温病瘥后余邪未尽，正气大虚，因劳而复发。

4. 药物调治

宜选四君子汤、参苓白术散、玉屏风散等。

（1）四君子汤

四君子汤出自《太平惠民和剂局方》，由人参、白术、茯苓、炙甘草组成，功用为益气健脾。可以治疗脾胃气虚证。面色萎白，语声低微，气短乏力，食少便溏，舌淡苔白，脉虚弱。本方常用于慢性胃炎、胃及十二指肠溃疡等属脾气虚者。

方中人参甘温，益气补中为君；人参为珍贵的中药材，在我国药用历史悠久，栽培者为"园参"，野生者为"山参"。有大补元气、复脉固脱、补脾益肺、生津益血、安神增智的功效。

白术具有健脾益气、燥湿利水、止汗、安胎的功效，常用于脾虚食少，腹胀泄泻，痰饮眩悸，水肿，自汗，胎动不安，方中合人参以益气健脾为臣。

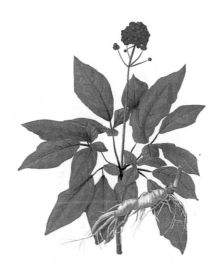

人参

茯苓淡而能渗，甘而能补，能泻能补，两得其宜之药也，利水湿以治水肿、小便不利，化痰饮以治咳嗽、痰湿入络之症，健脾胃而能止泻止带，宁心神治惊悸失眠。在方中渗湿健脾为佐。

炙甘草为甘草的炮制加工品，补脾和胃，益气复脉，甘缓和中为使。

本方为治疗脾胃气虚证的基础方，后世众多补脾益气方剂多从此方衍化而来。临床应用以面白食少，气短乏力，舌淡苔白，脉虚弱为辨证要点。实验研究表明四君子汤主要通过调节自主神经系统，拮抗乙酰胆碱和组胺等作用，促使处于紊乱状态的胃肠分泌、消化、运动及营养功能恢复正常，并可减少胃液分泌，降低其 pH 值，因而亦有利于胃肠溃疡的愈合。

（2）参苓白术散

本方是在四君子汤基础上加山药、莲子、白扁豆、薏苡仁、砂仁、桔梗而成。两方均有益气健脾之功，但四君子汤以补气为主，为治脾胃气虚的基础方；参苓白术散兼有渗湿行气作用，并有保肺之效，是治疗脾虚湿盛证及体现"培土生金"（即补脾益肺）治法的常用方剂。

方中山药为补气食品，凡气虚体质或久病气虚者，宜常食之。山药可以补肺气、补脾气、补肾气，故凡肺气虚或肾气虚或脾气虚的方药中，都常用到它。

莲子性平，味甘、涩，具有补脾止泻、止带、益肾涩精、养心安神等功效。莲子除含有大量淀粉外，还含有β-谷甾醇、生物碱，及丰富的钙、磷、铁等矿物质和维生素。现代药理研究证实，莲子有镇静、强心等多种作用。

白扁豆性微温，味甘，入脾、胃经，有健脾养胃、解暑化湿、补虚止泻的功效，另外，白扁豆的营养成分相当丰富，包括蛋白质、脂肪、糖类、钙、磷、铁及膳食纤维、维生素A、B族维生素、酪氨酸酶等。

薏苡仁又称薏米，是补身药用佳品。有健脾、渗湿、止泻、排脓的功效。冬天用薏米炖猪脚、排骨和鸡，是一种滋补食品。夏天用薏米煮粥，又是很好的消暑健身的清补剂。薏米因含有多种维生素和矿物质，有促进新陈代谢和减少胃肠负担的作用，可作为病中或病后体弱患者的补益食品，经常食用薏米食品对慢性肠炎、消化不良等症也有效果。薏米能增强肾功能，并有清热利尿作用，因此对浮肿患者也有疗效；健康人常吃薏米，能使身体轻捷，减少肿瘤发病概率；薏米中含有一定的维生素E，是一种美容食品，常食可以使皮肤光泽细腻，消除粉刺、色斑，改善肤色，并且它对青春痘留下的痘印有一定的治疗作用。

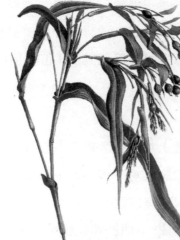
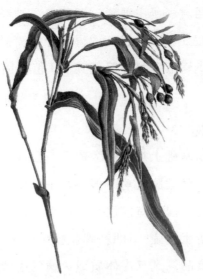

薏米

砂仁有健胃作用，能促进胃液分泌，排除消化道积气。

桔梗宣肺利气，通调水道，又可载药上行，以益肺气，另外，桔梗有宣肺祛痰、利咽排脓的功效。

参苓白术散具有药性平和，温而不燥，补而不腻，渗不伤正的特点。除脾胃气虚证外，以泄泻、舌苔白腻、脉虚缓为证治要点。本方和胃渗湿，兼有保肺之效，亦可治肺损虚劳诸证，为"培土生金"法的常用方剂。

（3）玉屏风散

汗出较多的人可选用玉屏风散，益气固表止汗。本方由黄芪、白术、防风组成。

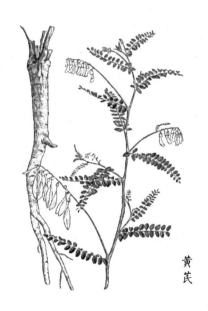

黄芪

方中黄芪甘温，内可大补脾肺之气，外可固表止汗，为君药。白术健脾益气，助黄芪以加强益气固表之力，为臣药。防风走表而祛风邪，合黄芪、白术则以扶正为主，兼以祛邪，为佐药。诸药相伍，以补气固表药为主，配伍少量祛风解表之品，使补中寓散。黄芪得防风，固表而不留邪；防风得黄芪，祛邪而不伤正。本方主治表虚自汗，症见汗出恶风，舌淡苔薄白，脉浮虚，亦治虚人腠理不固，易于感冒。

5. 四季养生

（1）春捂秋冻

"春捂秋冻"是人们保持身体健康的经验，有一定的科学道理。"春捂"就是说春季，气温刚转暖，不要过早脱掉棉衣。冬季穿了几个月的棉衣，身体产热散热的调节能力与冬季的环境温度处于相对平衡的状态。由冬季转入初春，乍暖还寒，气温变化大，过早地脱掉棉衣，一旦气温下降，就难以适应，会使身体抵抗力下降。病菌乘虚袭击机体，容易引发各种呼吸系统疾病及冬春季传染病。"秋冻"就是说秋季气温稍凉爽，不要过早过多地增加衣服。适宜的凉爽刺激，有助于锻炼耐寒能力，在逐渐降低温度的环境中，经过一定时间的锻炼，能促进身体的物质代谢，增加产热，提高对低温的适应力。同样的道理，季节刚开始转换时，气温尚不稳定，暑热尚未退尽，过多过早地增加衣服，一旦气温回升，出汗受风，很容易伤风感冒。

（2）夏勿贪凉，冬宜平补

夏日天气炎热，一般人都喜欢贪凉，表现为大汗后游泳降温，然而人体大量出汗之后，全身皮肤表面毛细血管及毛孔扩张，以利散热，此时若跳进水里游泳，全身皮肤大面积接触冷水，就因体温骤变和冷刺激而极易受凉患病，甚至会发生抽筋等意外。若饭后游泳，体内的血液不得不优先供应运动器官，消化器官的供血量大大减少，消化液的分泌受到抑制，直接影响消化和吸收。另外，水对腹部的压力亦会影响胃肠的正常蠕动，妨碍食物与胃液、肠液等消化液的充分混合，久之会导致胃肠道疾病。

冷饮解暑，大量吃冷饮不仅会降低食欲，稀释消化液，影响消化功能，而且会使胃肠蠕动减弱，抑制消化液的分泌，造成消化不良。同时会降低胃肠的抵抗力，诱发消化道疾病。

风扇伴眠，风扇对着人体不断吹风时，由于流动空气的传导和对流作用，身体吹到的一面体表热量迅速散失，皮肤血管和汗腺随之收缩，吹不到的一面皮肤温度仍然较高，表皮血管及汗腺仍是舒张的，体温调节中枢来不及调节，就会引起机体生理功能紊乱，出现头昏头痛、乏力懒散、腰酸背痛、鼻塞流涕等症状。

深秋初冬，正好是秋收冬藏的时候，是最适合补养的季节。身体的补养并不是越补越好，要注意选择"补而不峻""防燥不腻"的平补之品，切忌滋补过旺。兔肉、鱼肉、鸭肉、鸡肉等都是冬季滋补佳品，银耳、山药、莲子、白扁豆等都具有滋阴、润肺、养胃的作用，尤其适合冬季益中补气、滋养润燥的要求。

6. 经络调养

选穴：中脘、气海、神阙、足三里。

不懂针灸不敢用毫针刺的，可以选择按摩和艾灸疗法。艾灸疗法能健身、防病、治病，在我国已有数千年历史。早在春秋战国时期，人们已经开始广泛使用艾灸法，《孟子》记载有"七年之病求三年之艾"。艾灸能激发、提高机体的免疫功能，增强机体的抗病能力，见效快，操作方便，相对无药物伤害之忧。

中脘、气海、神阙、足三里是人体强壮保健要穴，每天艾灸一次，能调整和提高人体免疫功能，增强人的抗病能力。也可以用点按的按摩手法，每天点按这四穴有助于增强身体的免疫力。

中脘穴：在上腹部，前正中线上，当脐中上 4 寸。

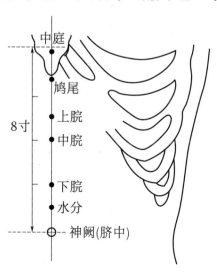

中脘穴，胃经募穴，八会穴之腑会，手太阳、手少阳、足阳明、任脉的交会穴。主治胃痛，腹胀，呕吐，呃逆，反胃，吐酸水，消化不良，肠鸣，腹泻，便秘，便血，胁下坚痛，虚劳吐血等。

气海穴：位于下腹部，前正中线上，当脐中下1.5寸。

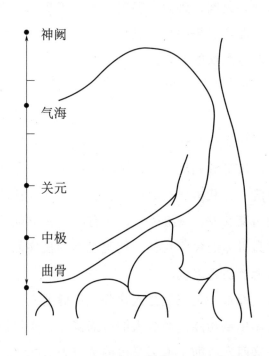

神阙
气海
关元
中极
曲骨

气海穴主治绕脐腹痛，大便不通，泄痢不禁，遗尿，遗精，阳痿，疝气，月经不调，子宫脱垂，产后恶露不止，胞衣不下，形体羸瘦，四肢乏力等。

神阙穴：位于腹中部，脐中央。

神阙穴，也就是我们常说的肚脐，主治中风虚脱，四肢厥冷，尸厥，风痫绕脐腹痛，脱肛，泄痢，便秘，妇女不孕等。

足三里穴：在小腿前外侧，当膝眼下3寸，距胫骨前缘一横指。

足三里为胃经合穴，五输穴之一。有理脾胃、调气血、助消化、补虚弱之功效。本穴还有强壮作用，为保健要穴。主治腹胀，腹痛，食欲不振，泄泻，便秘，四肢无力等。

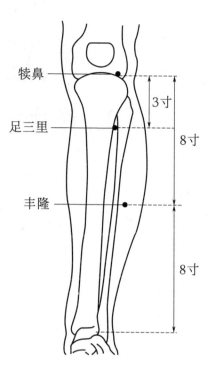

犊鼻 ————

3寸

足三里 ————

8寸

丰隆 ————

8寸

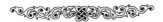

第二章

气郁体质养生

一、气郁体质的主要表现

气郁体质是由于长期情志不畅、气机郁滞而形成的以性格内向不稳定，忧郁脆弱，敏感多疑为主要表现的机体运转不协调的状态。气机郁滞，是指人体某一脏腑、某一部位气机阻滞，运行不畅所表现的证候。多由情志不舒，或邪气内阻，或阳气虚弱，温运无力等因素导致气机阻滞而成。胀闷，疼痛，攻窜阵发。气机以畅顺为贵，一有郁滞，轻则胀闷，重则疼痛，而常攻窜发作，无论郁于脏腑、经络，还是肌肉、关节，都能反映这一特点。同时由于引起气滞的原因不同，因而胀、痛出现的部位状态也各有不同。如食积胃肠则脘腹胀闷疼痛；若肝气郁滞则胁肋窜痛；当然气滞于经络、肌肉，又必然与经络、肌肉部位有关。常表现为形体瘦者为多；气郁体质的人常常失眠多梦，食欲不振，长吁短叹，咽喉里有异物感，脾气也不一定很好。性格内向不稳定、忧郁脆弱、敏感多疑，对精神刺激适应能力较差，平素忧郁面貌，神情多烦闷不乐；胸胁胀满，或走窜疼痛，嗳气呃逆，或咽间有异物感，或乳房胀痛，睡眠较差，食欲减退，惊悸，健忘，痰多，大便多干，小便正常。

二、气郁体质的成因

《黄帝内经》里所说:"百病生于气。""怒则气上,喜则气缓,悲则气消,恐则气下,惊则气乱,思则气结。"这里的上、下,说明气机升降失常;这里的结,说明气机郁滞,运行不畅;此外,缓、消、乱,亦是气的运行障碍。可见,情绪波动太大对人体气机的影响是很严重的。《黄帝内经》说:"暴怒伤阴,暴喜伤阳。"说明情绪过于激动,可损阴伤阳。中医认为"阴平阳秘,精神乃治,阴阳离决,精气乃绝",所以七情致病必须加以重视。随着生活节奏加快,工作压力增加,抑郁症的发病率也在上升。据世界卫生组织统计,全世界患抑郁症的人达3.5亿。研究表明,抑郁症会使患者情绪低落,改变患者的认知,还会引起睡眠异常,导致患者的自残及自杀心理。学业、家庭、社会等多重压力使得抑郁症在青少年中越来越常见,妇女产后多虚多瘀容易导致气机不畅,出现产后抑郁,在老年群体中,重度抑郁的发生率在0.9%~9.4%。由于工作、社会、家庭等多方面因素的影响,抑郁症的发病率也成了不可忽视的问题。自信不足,自卑严重,悲观失望,胆小软弱,敏感多疑,被动性与依赖性强等不良个性,遭遇亲人死亡,与亲友分离,学习或工作上的挫折,经济困难等都可以导致气郁体质。

三、气郁体质易感疾病

《黄帝内经》指出,"喜怒不节则伤脏"(喜怒无常会损伤脏腑),说明情志不加节制会损伤脏腑功能。具体地说是:"怒伤肝、喜伤心、思伤脾、忧伤肺、恐伤肾。"但临床上并不是一种情绪只伤一固定脏腑,既可以是一情伤几脏,也可以是几情伤一脏。情志怫郁,肝气不舒,损伤心神,气失疏泄,损逆上犯脑神,或克制脾胃,或反侮肺金,或横窜经络,或下走肠间,引起多方面病变。如李用粹曰:"郁乃滞而

第二章 气郁体质养生

015

不通之意，或七情之抑遏，或寒暑之交侵，而为九气怫郁之候。"

情绪不稳定，除了使人精神异常，还会影响到形体。很多人短时间里白头发剧增，有些人碰到天灾人祸急剧瘦削。所以说，七情致病，有别于外感六淫，六淫伤人多伤形体，而情志致病，多先伤人神气，再伤形体。易患失眠、抑郁症、焦虑症、抑郁性神经症、胃肠神经官能症、癔症、精神分裂症等病。多愁善感，动不动就哭，忧郁脆弱，身体瘦弱，体质较差，《红楼梦》里面的林黛玉，就是典型的气郁体质代表。忧愁思虑，气结于胸中不散，而致心气郁结，损伤脑神，可发为郁证。长期以来，人们认为睡眠障碍是精神障碍的继发症状，它随着其他症状的缓解而缓解。这一模式强调治疗精神障碍而不主张治疗并存的睡眠障碍。据报道超过 90% 的重度抑郁症患者存在失眠或白天睡眠，并将其列为抑郁症的诊断标准之一。

偏头痛是神经科常见的一种疾病，是反复发作的功能性头痛之一，在人群中患病率和发病率都非常高，严重影响人们的生活质量。偏头痛的病因和发病机制尚不明确，20 世纪 30 年代以来，精神因素作为偏头痛的病因和诱因备受关注，偏头痛伴发精神障碍的特征也一直是偏头痛研究的重点。国际头痛协会把心理压力、焦虑和抑郁作为紧张性头痛的潜在病因。

四、气郁体质养生原则：疏肝理气，补益肝血

中医认为气滞则疏，气滞即气机郁滞不畅。多因情志失调，或痰湿、食积、瘀血等停聚于内，影响气的流通，导致局部或全身的气机不畅，从而引起某些脏腑、经络的功能障碍。故《丹溪心法》云："气血冲和，百病不生，一有怫郁，诸病生焉。故人身诸病，多生于郁。"因为人体的气机升降出入多与肝主疏泄、肺主宣降、脾主升清、胃主降浊，以及小肠大肠主泌别传导功能有关，故气滞多与肺、肝、脾、胃等脏腑功能失调有关。肝主疏泄，调畅气机，若肝失条达，气机郁结，郁则气滞。所以，气滞之病又以肝气郁滞为先，治疗气滞，定当理气行

气。囚此气郁体质养生原则：疏肝理气，补益肝血。

1. 饮食养生

元朝医学家胡思慧在《饮膳正要》一书中，对饮酒的利弊总括为"酒味苦甘辛，大热有毒，主行药势，杀百邪，去恶气，通血脉，厚胃肠，润肌肤，消忧愁，少饮尤佳，多饮伤神损寿，易人本性，其毒甚也，醉饮过度，丧生之源"。明代大医药学家李时珍也说："过饮不节，杀人顷刻。"

气郁体质者因为气机不通畅，宜选用行气的食物（表 2-1 ~ 表 2-6）。

表 2-1　气郁体质宜食食物——谷物类

谷物名称	性味	功效	主治
小麦	性寒，味甘	养肝气，止烦躁	心烦失眠，烦热脏躁
刀豆	性温，味甘	温中下气	气滞呃逆，胸膈满闷
麦芽	性平，味甘	疏肝解郁	肝气郁滞，肝胃不和

表 2-2　气郁体质宜食食物——蔬菜类

蔬菜名称	性味	功效	主治
丝瓜	性平，味甘	行血脉，通经络，杀虫，下乳汁	乳汁不通
菠菜	性寒，味甘	清热除烦	胃肠积热，胸膈烦闷
芥菜	性温，味辛	利肺豁痰，通气利窍	痰滞气逆，胸膈满闷
芹菜	性凉，味甘	平肝清热，祛风利湿	头痛眩晕，血淋，痈肿
萝卜	性凉，味辛、甘	消积化滞	食积胀满

表 2-3　气郁体质宜食食物——水果类

水果名称	性味	功效	主治
山楂	性微温，味酸、甘	消食化积，行气散瘀	饮食积滞，血瘀经闭

水果名称	性味	功效	主治
柑橘	性温，味甘、酸	健脾顺气，下气消痰	气郁不舒，胸脘痞闷
橙子	性寒，味甘、酸	宽膈健脾，和中开胃	肝郁气滞，腹胀嗳气
柚子	性寒，味甘、酸	理气化痰，生津止渴	胸闷，食滞气胀

表2-4 气郁体质宜食食物——肉类

肉类名称	性味	功效	主治
猪肉	性平，味甘、咸	补肾益肝	头晕目眩，胁肋隐痛
驴肉	性平，味甘	益气养血	心烦眩晕
鹅肉	性平，味甘	益气补虚	失眠健忘

表2-5 气郁体质宜食食物——水产类

水产类名称	性味	功效	主治
带鱼	性平，味甘	养肝益肾，健脾补虚	乳汁不通
鲈鱼	性平，味甘	消食化痰，和胃益气	脾虚气滞，胃胀呃逆
鲫鱼	性平，味甘	益气健脾，通络下乳	乳汁不通，食欲不振
鲤鱼	性平，味甘	健脾和胃，下气通乳	乳汁不通
海带	性寒，味咸	软坚化痰，利水泄热	痰饮水肿，瘿瘤
海藻	性寒，味苦、咸	软坚散结	瘿瘤

表2-6 气郁体质宜食食物——豆类及其制品

豆类及豆制品名称	性味	功效	主治
豌豆	性平，味甘	通经活络，通乳，消痈散结	痈肿，呕吐呃逆，乳汁不通
豆腐	性凉，味甘	益气宽中	腹部胀满
豆豉	性凉，味苦、辛	解表，除烦，宣郁	热郁胸膈

2. 精神养生

《景岳全书·郁证·论情志三郁证治》中载："又若思郁者……然以情病者，非情不解。其在女子，必得愿遂而后可释，或以怒胜思，亦可暂解；其在男子，使非有能屈能伸，达观上智者，终不易解也……又若忧郁病者……凡此之辈，皆阳消证也，尚何实邪？使不知培养真元而再加解散，其与鹭鸶脚上割股者何异？"气郁体质的人需要一些心理疗法，也就是常说的"心病还需心药治"。工作压力大的人要及时调整心态，缓解工作压力，化解心理冲突，张弛有度，避免体力、脑力透支。乐观使人健康。由于肝喜疏恶郁，故生气发怒易导致肝脏气血瘀滞不畅而成疾。要想肝脏强健，首先要学会制怒，即使生气也不要超过3分钟，要尽力做到心平气和、乐观开朗、无忧无虑，从而使肝火熄灭，肝气正常生发、顺调。如果违反这一自然规律，就会伤及肝气，久之易导致肝病。

3. 音乐养生

音乐与健康的关系，我国古代早有记载。《黄帝内经》论述了五音（宫商角徵羽）与人之五脏（脾肺肝心肾）七情间的对应关系，深刻阐述了五音在调节情绪、治疗脏腑疾病中的功用，创建了"五音、五声医疗之法"与"琴箫养生之道"。《理瀹骈文》中写道："七情之病也，看花解闷，听曲消愁，有胜于服药者矣。"将音乐视为药物，并记载用"唱舞以娱"的方法治疗精神病变的验案。宋朝的欧阳修说："予尝有幽忧之疾，退而闲居不能治也，既而学琴于友人孙道滋，受宫声数引，久而乐之，不知疾之在其体也。"他用学习奏琴的方式，治愈了疾病。

音乐与人类的健康有密切关系，悦耳的音乐一可以改善神经、心血管、内分泌和消化系统的功能，促进人体分泌有益于健康的激素、酶、乙酰胆碱；二可以调节血液流量、神经传导、胃肠蠕动、肌肉张力和新陈代谢；三可以增强呼吸功能，提高应激能力；四可以调整神经系统，提高大脑灵性。康德曾说过，音乐是高尚机智的娱乐，这种娱乐，使人的精神帮助了肉体，成为肉体的医疗者。近年来有许多科学家通过科学研究证实，音乐对人的身心健康有着积极的作用，音乐还有很多奇妙的功能。美国一位医学家曾统计了 35 名美国已故著名音乐指挥的年龄，他们的平均寿命为 73.4 岁，高于美国男子的平均寿命 5 年。据德国、意大利等国家的调查，经常听音乐的人比不听音乐的人寿命通常要长 5 ~ 10 年。

音乐疗法已经在很多国家盛行，医学界通过临床实验认定，音乐对放松身心、振作精神、诱发睡眠等，都很有实效。在生理上，音乐能引起呼吸、血压、心脏跳动以及血液流量的变化。有一些类型的音乐还能刺激身体释放内啡肽（天然鸦片），可达到松弛身心和舒缓疼痛的效果。现代人生活压力大需要放松，而听音乐就成了他们的首选方式之一。音乐是用来享受的，所以音乐治疗的重点是依自己的兴趣听音乐，绝不能勉强听些不喜欢的曲调，以免招致反效果，继而造成压力。一般而言，能作治疗的音乐有很多，气郁体质的人可以多听《三六》、《步步高》、西贝柳斯的《芬兰颂》、莫扎特的《第四十交响曲》、盖希文《蓝色狂想曲》组曲、德彪西的管弦乐组曲《大海》。

4. 药物调治

宜选逍遥散、越鞠丸等。

（1）逍遥散

肝郁、血虚、脾弱所致诸证选用逍遥散来疏肝解郁，养血健脾。逍遥散出自《太平惠民和剂局方》，是根据治疗后的效果和患者的舒畅感觉来命名的。本方由柴胡、当归、白芍、白术、茯苓、炙甘草、生姜、薄荷组成。可以治疗肝郁血虚，脾失健运证。症见两胁作痛，寒热往来，头痛目眩，口干咽燥，神疲食少，月经不调，乳房作胀，脉弦而虚者。

肝脾与气血有密切的关系，肝郁则气滞，肝郁则可乘脾，以致脾虚，脾为后天之本，气血生化之源，脾虚可导致血虚——肝郁血虚。脾虚气血生化之源不足，或素体血虚，也易导致肝气的郁滞，因为肝为刚脏，体阴而用阳，肝主藏血，肝血不足则气有余，而见肝气不舒之证——血虚肝郁。由此可见，肝郁与脾虚、血虚互为因果。肝胆相表里，其经布胸胁，病则经气不舒，故见少阳之往来寒热，肝郁则见胁痛乳胀，头痛目眩，口燥咽干等症。肝脾不和，气滞血虚而致月经不调；肝脾不和，脾失健运，而见神疲食少。脉弦而虚则是肝郁血虚的表现。针对肝郁血虚，脾失健运的病机，治疗当疏肝养血并顾，兼以健脾。

　　方中柴胡疏肝解郁，当归、白芍养血柔肝，尤其是当归，气味芳香可以行气，味甘可以缓急。三药配合应用一方面可以使气机调达，一方面养肝血，补肝阴。用之以补肝体和肝用，使肝气得疏，肝血得补，则气血调和，能更好地发挥肝的疏泄功能，符合肝体阴用阳之旨。是为方中的一组主药。方中又配伍白术、茯苓补中调脾，一方面健脾以化生气血，另一方面使脾强而肝不能乘之，有"见肝之病，知肝传脾，当先实脾"之意。又有烧生姜温中散寒，以复脾之健运之功，三药为辅药。加入少量薄荷，助柴胡疏散调达。炙甘草调和诸药为使。诸药合用，使肝郁得解，血虚得养，脾虚得补，诸症自愈。

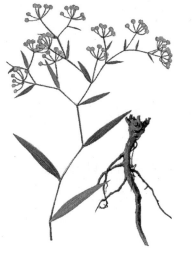

柴胡

　　本方为调和肝脾的常用方剂，无论妇科或内科，凡属于肝郁血虚，脾虚胃气不和者皆可选用本方治疗。临床以两胁作痛，神疲食少，脉弦而虚为辨证要点。

（2）越鞠丸

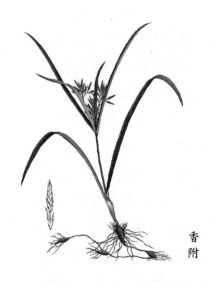

香附

如果有胸膈痞闷，脘腹胀痛，嗳气吞酸，饮食不消，恶心呕吐等症可用越鞠丸行气解郁。越鞠丸来源于《丹溪心法》，本方是根据其功效命名的。"鞠"即郁也，因本方能发越郁结之气，故名"越鞠"；且以丸为剂，可使郁结之气慢慢地发越解散，故名越鞠丸。本方由香附、川芎、苍术、栀子、神曲组成。气郁则升降不行，运化失常，故见胸膈痞闷，脘腹胀痛，嗳腐吞酸，恶心呕吐，饮食不消等。

本方主治因气、血、火、痰、湿、食滞等郁结所致诸证，虽统治六郁，但以气郁为主，故方中着重行气解郁，因气行则有助于血、火、湿、食等郁滞的消除。方中以香附行气解郁消滞，以治气郁胸闷、脘腹胀满疼痛，为主药；苍术燥湿健脾，以治湿郁水谷不化；川芎活血行气，以治血郁诸痛；神曲消食和胃，以治食郁呕吐，饮食不消；栀子清热除烦，以治火郁嘈杂吞酸，共为辅助药。痰郁多因气、火、湿、食诸郁所致，气行通畅，湿去火清，则痰郁亦因之而解，故不另用化痰药物。

本方配伍特点是以行气药为主配伍活血、清热、燥湿药，着重于行气解郁。本方为通治六郁之轻剂，而以气郁为主。临床以胸痞纳差、吞酸呕吐为辨证要点。本方所治诸郁均为实证，因虚所致的郁证则不宜用。

5. 四季养生

　　春季与五脏的肝相应，肝喜条达而恶抑郁，故春天应适当活动以调畅气机，避免久坐不动而产生郁气。若违逆春季生发之势，容易导致肝气不舒，引发肝病。中医里所说的"肝"，包括了肝脏及神经内分泌系统、眼睛等，调养肝脏不仅在饮食、生活上必须有所节制，最重要的是心情要保持开朗。除了由内调养身体，加强免疫力之外，还要运动锻炼，增强体质。春天空气清新，有利于机体吐故纳新充养脏腑。春季是增强体质、增强机体免疫力与抗病能力的好时机，春天多运动锻炼可使全年疾病减少发生。春天要注意精神调摄，特别要注意"制怒"，做到疏泄条达。风和日丽的天气，外出踏青问柳，游山戏水，有利于陶冶情操，使心胸开阔，气血舒畅，精神旺盛。《黄帝内经》指出春三月要"夜卧早起，广步于庭"。这样可使精力更加充沛，减少困倦，还可增强心肺功能，增强机体的免疫功能。

6. 经络调养

　　选穴：膻中、气海、神阙、中脘。

　　膻中穴：是心包经之募穴，八会穴之气会，定位在胸部，当前正中线上，平第 4 肋间，两乳头连线的中点。

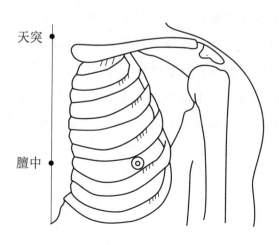

天突

膻中

膻中穴为理气的要穴。本穴为气会，肺主气，司呼吸，且穴位近于胸部，可理气宽胸，为治疗呼吸系统病症的常用穴，主治咳嗽，气喘，咯唾脓血，胸痹心痛，心悸，心烦，产妇少乳，噎嗝等。刺激膻中使经络通利，气血调和，气机调畅。《行针指要歌》说："或针气，膻中一穴分明记。"可见膻中穴调气理气的功效强。现代研究表明，刺激该穴可通过调节神经功能，松弛平滑肌，扩张冠状血管及消化道内腔径等作用，以对各类气病达到有效的治疗目的。

　　该穴属心包募穴，又是八会穴之一，是宗气聚会处。宗气是由肺吸入的清气与脾胃化生的水谷精微之气相合而成。正如《灵枢·邪客》所说："宗气积于胸中，出于喉咙，以贯心脉，而行呼吸焉。"又系任脉、足太阴、足少阴、手太阴、手少阴经之交会穴。故具有补上焦宽胸膈、降气通络之功效。

　　情志失和、气机失畅、外邪侵袭、肺气壅滞、痰气交阻、闭塞气道，以及心血瘀阻、心络挛急、气滞不行、乳络不畅所引起的心、肺、胸膈、乳部病症，刺灸膻中能通畅上焦之气机，通络理气散瘀。总之，一切气病皆可选用，但以上焦气机不畅为主，所以说"上焦者，其治在膻中"。

　　气海穴：气海穴的"气"为人体元气之意，"海"有聚会之意。穴居脐下，为人体先天元气聚会之处，男子生气之海，主一身气疾，养生家以该穴为宗气，所归犹如百川之汇海者，如《针灸资生经》言："今附气海者是男子生气之海也。"吴谦言："气海穴主治一切气疾。"

　　冲任之脉同起于胞中，任脉为病首为气乱。乱以郁为首，故取气海穴以疏利任脉之滞气通调任脉使冲任归顺。气海为肓之原穴，可调一身之气，以补气和气为主。中医认为气为血帅，气海有益气固胞调任脉的作用，常用于气虚体弱倦怠无力等症。《针灸资生经》说："气海疗冷病面黑，肌体羸瘦，四肢力弱，小腹气积聚，奔豚腹弱，脱阳欲死，不知人，五脏气逆上攻。"《铜人腧穴针灸图经》："治脐下冷气上冲，心下气结成块，状如覆杯，小便赤涩，妇人月事不调，带下崩中，因产恶露不止，绕脐疗痛，针入八分，得气即泻，泻后宜补之，可灸百壮，今附气海者，是男子生气之海也，治脏气虚惫，真气不足，一切气疾久不瘥，悉皆灸之。"

神阙穴：在腹中部，脐中央。神阙又名"命蒂""脐中""气舍"等，乃胚胎发育、输精布气、营养胎体之重要部位，为先天之本、生命之源，如枢如门，元气之所在也。因其位居人体中央，乃"居中立极"，是气机升降出入的总枢，所以能分清浊而别阴阳，激发脏腑经脉气血的生成与运行。从经络学的角度看，神阙为任脉要穴，由于奇经八脉纵横贯穿于十二经脉之中，联系全身经脉组织器官，五脏六腑、四肢百骸、五官九窍、皮肉筋骨均影响于脐中。因此，神阙通过经脉系统在调整脏腑阴阳、平衡人体各种功能的整体治疗中发挥重要作用。

中脘穴：胃经募穴，八会穴之腑会，手太阳、手少阳、足阳明、任脉之会。

以上四穴配合有明显的调畅气机的作用。

第二章

气郁体质养生

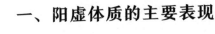

第三章

阳虚体质养生

一、阳虚体质的主要表现

阳虚则寒，阳虚是人体阳气虚损。根据阴阳动态平衡的原理，阴或阳任何一方的不足，必然导致另一方相对的偏盛。阳虚不能制约阴，则阴相对偏盛而出现寒象。如机体阳气虚弱，可出现面色苍白、畏寒肢冷、神疲蜷卧、自汗、脉微等表现，其性质亦属寒，所以称"阳虚则寒"。阳虚体质的主要表现为阳气不足，有寒象，具体表现为疲倦怕冷，四肢冰冷，唇色苍白，少气懒言，嗜睡乏力，男性遗精，女性白带清稀，易腹泻，排尿次数频繁，性欲衰退等。阳虚体质的人平素畏冷，手足不温，易出汗；喜热饮食，精神不振，睡眠偏多。

二、阳虚体质的主要成因

阳虚体质主要来源于先天禀赋，和父母有关。产生阳虚体质的原因如下。父母是阳虚体质；父母婚育年龄过大；母亲孕期过食寒凉等对胎儿造成影响，促生阳虚。长期感受风寒、湿气等，损伤阳气。过食冰

图解中医体质养生 养生篇

冻、寒凉的食物，冰镇饮料等，最伤阳气。不当用药：长期服用抗生素、激素类、利尿剂、清热解毒中药等损伤阳气。长期熬夜消耗阳气。过度纵欲、性生活过度会造成阳虚，或者加重阳虚。

三、阳虚体质易感疾病

容易发胖。阳虚体质不是都会发胖，如果食欲很好的话，很可能产生肥胖。而且会夹带小便不利、肿胀、血瘀疼痛等。头发容易脱落，形成毛发早秃。易产生失眠，或睡眠轻，容易惊醒。阳虚兼气虚的人，容易骨质疏松，尤其是更年期或老年时。阳虚容易导致慢性结肠炎。阳虚容易形成血脉不通，即易患痹症：关节疼痛、风湿性关节炎、类风湿关节炎等。通常风湿性关节炎的女性多是气虚、阳虚体质，因此，这种群体治疗此类疾病时，要调整体质，补阳气，才能将疾病根治。

容易产生水肿。阳虚导致体内水湿不能正常蒸腾气化，而滞留于肢体局部，尤其是下肢及踝关节上下。

阳虚体质女性如果月经前发生感冒、服用抗生素、抗病毒口服液等药物，容易发生痛经、月经延后等。阳虚体质如果常患月经不调，容易造成宫寒、不孕。

阳虚体质容易产生上热下寒。易生痤疮，且是囊肿型，痤疮的特点是向里长，不往外发，容易造成很严重的皮损；经常有夜尿，喝水后马上想上厕所，且有痛经，少腹冰冷，下肢冷到膝盖。上热下寒体质如果产生喉咙痛、失眠、痤疮、口臭等问题，不能乱吃清热解毒药，因为上热下寒属于寒热错杂，其根源不在上焦，而是下焦阳虚，阳虚则不能制阴，阴浊之气盛于内，向上泛溢产生一系列问题，通常如果痤疮反复发作，则说明有下寒，这时候应该温暖下肢及下焦，以使下寒问题得到彻底缓解。阳虚不能鼓舞气血上升到头面五官，容易产生低血压、耳鸣、色斑等问题。

阳虚、气郁、血瘀体质都易发生痛症，阳虚引发的痛症主要表现为遇冷加重。长期阳虚体质易导致血行不畅而产生瘀血，从而产生阳虚兼血瘀体质；或导致水湿不能气化而产生痰湿，从而造成阳虚夹痰湿体质。

四、阳虚体质养生原则：温阳益气

1. 饮食养生

忌食生冷寒凉，多吃甘温益气的食物。比如葱、姜、蒜、花椒、韭菜、萝卜、胡萝卜、山楂、醋等具有活血、散结、行气、疏肝解郁作用的食物，少食猪肥肉、冷饮。阳虚之人宜吃下列食物（表3-1~表3-3）。

表3-1 阳虚体质宜食食物——肉类

肉类名称	性味	功效	主治
狗肉	性温，味咸	温肾壮阳，补中益气	腰膝酸冷，脾胃虚寒
羊肉	性热，味甘	温中暖肾，益气补虚	腰膝酸软，阳痿，遗精
雀肉	性温，味甘	壮阳益精，暖腰膝，缩小便	阳虚羸弱，小便频数，腰膝怕冷，四肢不温
鹿肉	性温，味甘	补肾壮阳，补脾胃，益气血	肾阳不足，脾胃虚弱

表3-2 阳虚体质宜食食物——水产类

水产类名称	性味	功效	主治
蛤蚧	性平，味咸	补肾壮阳，益精血，纳气平喘	肾虚阳痿
海马	性温，味甘	补肾壮阳	肾阳虚弱
海虾	性温，味甘	补肾壮阳	肾阳虚弱，阳痿

表3-3 阳虚体质宜食食物——其他类

其他类名称	性味	功效	主治
花椒	性温，味辛	温中止痛	寒湿吐泻，中寒腹痛

其他类名称	性味	功效	主治
肉桂	性大热，味辛、甘	补火助阳，散寒止痛，温经通脉	脾肾心阳虚证，寒凝诸痛证，寒凝血瘀证
肉苁蓉	性温，味甘、咸	补肾阳，益精血	肾阳亏虚，精血不足证
核桃仁	性温，味甘	补肾温肺	肾阳虚，肺肾虚喘

2. 精神养生

阳气不足的人常表现出情绪不佳，如肝阳虚者善恐、心阳虚者善悲。因此，要善于调节自己的感情，消除或减少不良情绪的影响。阳虚体质的人容易受惊吓，睡眠轻，心神不稳定。因为元阳不固，虚阳上扰导致心神根基不牢。可以多练太极拳、腹式呼吸等。

3. 起居养生

阳虚之体，适应寒暑变化的能力较差，在严冬，应避寒就温，采取相应的一些保健措施。还可遵照"春夏养阳"的原则，在春夏季节，注意从饮食、药物等方面入手，借自然界阳气之助培补自身阳气，亦可坚持做空气浴或日光浴等。宜住坐北朝南房子，不要贪凉而在室外露宿或在温差变化大的房子中睡觉，以免受风寒而患病。在运动方面，因体力强弱，选择适合自己的项目，如散步、慢跑、太极拳、五禽戏、八段锦及各种球运动。平时要注意保暖，防止出汗过多，运动时要避风寒。

4. 药物调治

可选用补阳祛寒、温养肝肾之品，常用药物有鹿茸、海狗肾、蛤蚧、冬虫夏草、巴戟天、淫羊藿、仙茅、肉苁蓉、补骨脂、核桃仁、杜仲、续断、菟丝子等，成方可选用金匮肾气丸、右归丸、全鹿丸。若偏心阳虚者，常服桂枝甘草汤加肉桂，虚甚者可加人参；若偏脾阳虚者，

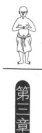

第三章　阳虚体质养生

029

选择理中丸，或附子理中丸；脾肾两虚者可用济生肾气丸。

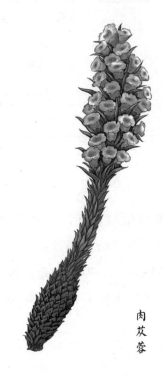

肉苁蓉

5. 四季养生

（1）冬宜温补

在萧瑟的秋末冬初，本来就阳气不足的怕冷体质更容易感深秋重阴之气而悲沉。以下几点可以帮助阳虚质舒适地度过寒秋：看喜剧、晒太阳、和朋友家人聚会、品美食、去郊游、泡温泉。此种人适应寒暑变化之能力差，稍微转凉，即觉冷不可受。因此，在严寒的冬季，要"避寒就温"，在春夏之季，要注意培补阳气。

（2）夏勿贪凉

"无厌于日"，有人指出，如果能在夏季进行二十至三十次日光浴，每次十五至二十分钟，可以大大提高适应冬季严寒气候的能力。因为夏季人体阳气趋向体表，毛孔、腠理开疏，阳虚体质之人切不可在室外露宿，睡觉时不要让电扇直吹；有空调设备的房间，要注意室内外的温差不要过大，同时避免在树荫下、水亭中及过堂风很大的过道久停，如果不注意夏季防寒，只图一时之快，更易造成或手足麻木不遂或面瘫等中医所谓的"风痹"病的发生。

6. 经络调养

选穴：气海、神阙、命门。

"气海一穴暖全身"，意思是说气海穴有调整全身虚弱状态，增强免疫力的作用。找到肚脐，在肚脐正下方 1.5 寸，大约二指宽的地方，就是气海穴，但是这个穴位的按摩比较特别，用拇指或中指的指端来揉，揉的力量要适中，每天揉一次，每次 1~3 分钟。不是阳虚体质同样可以经常按摩这个气海穴，它可以强壮全身。也可以艾灸以上穴位。灸法，是用艾绒或其他药物在体表的穴位处烧灼、温熨，借灸火的温和热力以及药物的作用，通过经络的传导，起到温通气血、扶正祛邪的作用，以达到治病和保健目的的一种外治法。它能治疗针刺效果较差的某些病症，若结合针法应用，更能提高疗效，所以是针灸疗法中的一项重要内容。故《医学入门》说："凡病药之不及，针之不到，必灸之。"

神阙穴可以隔盐灸，用纯净的食盐填敷于脐部，或于盐上再置一薄姜片，上置大艾炷施灸，可防止食盐受火爆起而伤人。一般灸 3~7 壮。此法有回阳、救逆、固脱之功，但需连续施灸，不拘壮数，以待证候改善。

命门穴，早于《黄帝内经素问》记载，位于"在第十四椎节下间，伏而取之"，两肾俞之间，为督脉之气所发，而现在对命门穴的定位则是在脊柱区，第二腰椎棘突下凹陷中，后正中线上。

命门穴与督脉、肾经有着密切的联系，具有通调督脉、温阳助火、补肾填精等诸多方面的作用，主要用于治疗筋骨、生殖相关疾病。《景岳全书》曰："命门为元气之根，为水火之宅。五脏之阴气非此不能滋；五脏之阳气，非此不能发。"命门具有统领一身之气，固本培元的作用。首先将双手手心搓热，然后将掌根对准命门穴，向下搓揉至尾骨位置，每天搓揉两分钟，能起到活血化瘀、安神镇定、强健腰脊、增元补肾的功效。

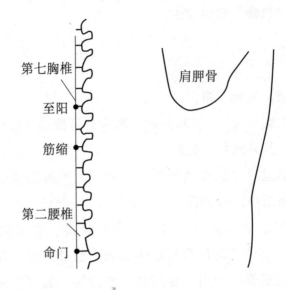

第七胸椎

至阳

筋缩

第二腰椎

命门

肩胛骨

第四章

阴虚体质养生

一、阴虚体质的主要表现

　　如果一个人怕热，经常感到手脚心发热，面颊潮红或偏红，皮肤干燥，口干舌燥，容易失眠，经常大便干结，那就是阴虚。这种人外向好动，但性情急躁。阴虚是人体的阴液不足。阴虚不能制约阳，则阳相对偏亢而出现热象。如久病耗阴或素体阴液亏损，可出现潮热、盗汗、五心烦热、口舌干燥、脉细数等表现，其性质亦属热，所以称"阴虚则热"。阴虚体质是由于体内津液血等阴液亏少，以阴虚内热为主要特征的体质状态，表现为机体水液不足，机体降温功能不足的状态。阴虚体质明显的特征就是虚火旺，常见表现：体形瘦长，手足心热，平素易口燥咽干，鼻微干，口渴喜冷饮，大便干燥，面色潮红，有烘热感，目干涩，视物花，唇红微干，皮肤偏干，易生皱纹，眩晕耳鸣，睡眠差，小便短涩。笔者见到过一个典型阴虚症状的女孩，很瘦小，皮肤干且黄，整个人的精神状态显得很亢奋，很容易激动，衣服穿得很少，冬天手心依然很热。阴虚体质还有一个明显的特征就是容易口干，而且经常会头晕、耳鸣，觉得腰酸背痛，睡眠也不是很好，女生会出现月经不调的现象，体型瘦小，吃什么东西都胖不起来。

二、阴虚体质的成因

情绪长期压抑，不能正常发泄会郁结成火，化火就会损伤体内阴液。现在人们都爱吃川菜和麻辣烫，这些辛辣的食品尤其容易损伤阴液造成阴虚体质。

三、阴虚体质易感疾病

《丹溪心法·劳瘵十七法》云："劳瘵主乎阴虚。"《寿世保元·劳瘵》亦云："夫阴虚火动，劳瘵之瘵，由相火上乘肺金而成之也。伤其精则阴虚而火动，耗其血则火亢而金亏。"肺痨以阴虚为基本临床表现早已形成共识。早期肺结核患者，阴虚症状并不明显，古代营养水平及营养结构与现代有所不同，重症肺结核病较多见。古代对肺痨的判断，均以出现典型的症状（咳嗽、咯血、潮热、盗汗、消瘦）方能成立。由于技术的进步，现代多数在典型阴虚症状出现之前就已得到诊断。

肺痨阴虚内热证有阶段性，多出现在炎症渗出反应期，特别是胸膜炎期、重症肺结核病期，此期阴虚内热的症状最典型，若长期得不到治疗，阴虚症状将逐步加重或有损伤阳气之征。人的睡眠以机体阴阳和谐为本，体内阴阳之气的运行，阴阳消长的变化，决定了睡眠-觉醒的正常节律。"阳气尽，阴气盛则目瞑；阴气尽，而阳气盛则寤矣。"（《灵枢·口问》）。依《黄帝内经》之旨，形成失眠的原因虽多，但其病机多属脏腑失和、经络不通而致之"阳不入阴"。如《类证治裁》所言："阳气自动而之静，则寐；阴气自静而之动，则寤；不寐者，病在阳不交阴。"

素体禀赋不足，或久病耗伤，或情志过激、情欲妄动损伤等，皆可导致人体阴精、阴血亏损。人体阴虚则不能涵敛制约阳气，阳气难于入阴、不与阴交而亢越妄动，导致心神浮越、神魂不宁之失眠、多梦。而肾主封藏，受五脏六腑之精而藏为真阴，是人体阴精之本，故人体阴液不足、不受阳纳致失眠之关键在于肾。肾阴亏虚，肾水不足，一不能滋养肝阴，使肝血不充，肝阳不制，肝火上炎扰动神魂；二不能上承于心，使心阳失潜，心火独亢上扰神明，均可导致失眠。张介宾说："有因肾水不足，真阴不升，而心阳独亢者，亦不得眠。"

可见阴虚失眠之病位在于肾及心、肝，基本病机为肝肾阴液亏虚，不能养肝济心，心肝阳火亢逆而扰动神魂。恶性肿瘤是严重危害人类健康的常见病和多发病，现代医学认为恶性肿瘤主要是由于细胞的增殖、分化、衰老、死亡等方面的异常和失衡所致肿瘤细胞的克隆性生长造成的，是全身性疾病在局部的表现。而中医认为，肿瘤的形成多因人体阴阳失衡，恶性肿瘤虽然生长在人体的某个部位，其实肿瘤是全身疾病的局部表现，是人体阴阳严重失衡的结果。

四、阴虚体质养生原则：滋阴润燥

1. 饮食养生

阴虚体质的人应该多吃一些滋补肾阴的食物，以滋阴潜阳为法。如芝麻、黑豆、藕、菠菜、大白菜、黑木耳、甘蔗、李、桃子、西瓜、黄瓜、乌贼、甲鱼、海参、鲍鱼、螃蟹、牡蛎、蛤蜊、海蜇等。这些食品多味甘性寒凉，都有滋补机体阴气的功效。也可适当配合补阴药膳有针对性地调养（表 4-1 ~ 表 4-4）。

表 4-1　阴虚体质宜食食物——谷物类

谷物名称	性味	功效	主治
芝麻	性平，味甘	滋阴补肾，益精血	头晕眼花，肠燥便秘
黑豆	性平，味甘	滋阴益肾，健脾	肾虚腰痛，遗尿

表4-2 阴虚体质宜食食物——蔬菜类

蔬菜名称	性味	功效	主治
藕	性寒，味甘	滋阴，清热生津，凉血	热病烦渴，衄血
菠菜	性寒，味甘	滋阴养血，止血，润燥	衄血，便血，头痛，目眩
大白菜	性凉，味甘	滋阴，生津止渴，清热除烦	便秘，肺热咳嗽，消渴
黑木耳	性平，味甘	滋阴，润肺止咳，补气养血	肺虚久咳，气血亏虚
黄瓜	性凉，味甘	滋阴清热，利水	热病口渴，水肿

表4-3 阴虚体质宜食食物——水果类

水果名称	性味	功效	主治
甘蔗	性寒，味甘	滋阴清热，解毒	烦热，消渴，虚热咳嗽，大便燥结
李	性凉，味甘、酸	滋阴清热，消积	虚劳骨蒸，消渴，食积
桃子	性温，味甘、酸	滋阴，润肠，活血，消积	津少口渴，肠燥便秘
西瓜	性寒，味甘	滋阴，清热除烦，解暑生津	暑热烦渴，热盛津伤

表4-4 阴虚体质宜食食物——水产类

水产类名称	性味	功效	主治
甲鱼	性微寒，味咸	滋阴清热，潜阳息风，软坚散结	阴虚发热，虚风内动，久疟
海参	性平，味咸	补肾精，养血润燥	精血亏虚，肠燥便秘
鲍鱼	性温，味咸	养血柔肝，行痹通络	劳瘵虚损，血枯经闭，乳汁不足
螃蟹	性寒，味咸	活血滋阴，清热解毒	湿热黄疸，血瘀肿痛，跌打损伤
牡蛎	性微寒，味咸	滋阴潜阳，止汗，涩精，化痰软坚	眩晕，自汗，盗汗，遗精
蛤蜊	性寒，味咸	滋阴利水，化痰软坚	消渴，水肿，瘿瘤，崩漏
乌贼	性平，味咸	滋阴养血	血虚经闭，崩漏

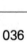

阴虚火旺的人，应少吃辛辣的东西，火锅最好少吃，鸡肉也不要多吃，炸、爆、烤的食物也应少吃些，水果中龙眼肉、荔枝能不吃就不吃。少吃以胡椒为典型的辛辣刺激性食物。因其味大辛，其性大热，极易助热动火，燥液耗阴。《神农本草经疏》记载："胡椒，禀天地纯阳之气以生，故其味辛气大温。性虽无毒，然辛温太甚，过服未免有害。"所以，凡阴虚之人，切勿多食。肉桂等大辛大热的调料食品，极易助火伤阴，凡阴虚体质以及阴虚之病，皆不宜吃。

此外，凡阴虚体质还应忌吃或少吃狗肉、羊肉、雀肉、海马、海龙、獐肉、锅巴、炒花生、炒黄豆、炒瓜子、爆米花、佛手柑、杨梅、大蒜、韭菜、芥菜、辣椒、薤白、生姜、砂仁、花椒、白豆蔻、大茴香、小茴香、丁香、红参、肉苁蓉、锁阳等。这类食物会加重阴虚之人的病情，所以一定要注意。

2. 起居养生

阴虚体质的人多性情急躁，常常心烦易怒，这是虚火旺盛导致心火旺的缘故，所以应遵循"恬淡虚无、精神内守"的养生法。加强自我修养，养成冷静、沉着的习惯。少参加争胜负的文娱活动，避免急躁、暴怒等情绪波动。保持充分的睡眠，节制性生活。

3. 药物调治

宜选六味地黄丸、左归丸等。

（1）六味地黄丸

六味地黄丸是中医补肾的常用方剂，被誉为补肾第一方。本方由山药、山茱萸、牡丹皮、熟地黄、泽泻、茯苓组成。六味地黄丸中的山药具有补肾益精及健脾补肺的功效；山茱萸具有补肾益肝、生津止渴的功效；牡丹皮可活血化瘀，清热凉血，清泻肝火；熟地黄可滋补肾阴；泽泻可利水渗湿，泄热化浊；茯苓可补益心脾，健脾利水。诸药合用共奏补肾滋阴之效。

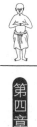

（2）左归丸

左归丸，来源于明代名医张介宾的医书《景岳全书·新方八阵》："治真阴肾水不足，不能滋养营卫渐至衰弱……或虚损伤阴……或口燥舌干，或腰酸腿软，凡精髓内亏，津液枯涸等证，俱速宜壮水之主，以培左肾之元阴，而精血自充矣。"左归丸主治肾阴亏虚，精血不足之证。左归丸从六味地黄丸化裁而来，由熟地黄、山药、川牛膝、山茱萸、菟丝子、枸杞子、龟甲胶、鹿角胶八味组成，具有补肾益髓、强筋健骨的功效，在临床运用广泛。

方中熟地黄味甘，性温，补血滋阴，益精填髓，是滋补肝肾阴的主药。

枸杞子性味甘平，滋腻之性较熟地黄弱，主滋补肝肾，二者为补肝益肾的经典配伍，二者相伍则补益之力倍增。

加上酸涩之性的山茱萸补涩兼顾。

适当添加甘温之性的菟丝子以补肝肾，壮筋骨，既避免了补阴寒凉药物过甚，又可使阳生阴长生化无穷。

鹿角胶、龟甲胶均为血肉有情之品，滋补阴血之力较强。

山药性味平和，平补脾胃，一则补后天脾胃之本以养先天肾精之亏，二则避免寒凉、滋腻之药伤及脾胃。

川牛膝偏于行，主逐瘀通经，通利关节，使全方补而不滞，有助于调节全身气血运行。

诸药合用发挥滋阴补肾的功效。

4. 四季养生

（1）夏季避免暴晒，及时补充水分

白天要尽量避免在阳光下暴晒，出行要戴好防晒帽，或撑太阳伞。中午要午睡半小时到一小时。晚上尽量减少夜生活，保证8小时睡眠。保持情绪的安定，不烦躁。多吃瓜类，夏季气温高，人体丢失的水分多，须及时补充。蔬菜中的水分，是经过多层生物膜过滤的天然、洁

净、营养且具有生物活性的水。瓜类蔬菜含水量都在 90％ 以上。大多瓜类蔬菜都具有降低血压、保护血管的作用。吃些凉性蔬菜，有利于生津止渴，除烦解暑，清热泻火，排毒通便。瓜类蔬菜除南瓜属温性外，其余如苦瓜、丝瓜、黄瓜、菜瓜、西瓜、甜瓜都属于凉性蔬菜。番茄、芹菜、生菜等都属于凉性蔬菜。

（2）秋季宜养肺

中医认为秋天主燥，燥气通于肺。无论秋分之前的温燥，还是秋分之后的凉燥都易伤肺，甚至引发各种疾病，如皮肤干裂、目赤牙痛、外感咳嗽等，而肺与消化道的关系又很密切，所以消化道肿瘤患者在秋天需要格外注意。养肺首先要多做深呼吸。方法是伸开双臂，尽量扩张胸部，然后大口吸气，大口吐气。可以站着做，也可以在慢跑、行走或做操时做，目的是吐出浊气，吸进新鲜氧气，改善肺部的气血循环，让气血多流通，增加血中的氧气，以便促进有氧代谢，增强免疫力，加快对肺部细胞的修复，从而达到润肺的目的。做深呼吸，最好每天早晚各一次，每次时间不限，可量力而行。

5. 经络调养

选穴：涌泉、劳宫。

涌泉穴：在足底，位于足底中线的前、中 1/3 交点处。

劳宫穴：在手掌心，位于第 2、3 掌骨之间偏于第 3 掌骨，握拳屈指时中指尖处。

可以多进行足浴和脚部按摩，这样利于镇静安神。现代人生活紧张，学习工作压力大，往往会感到心神不宁，精神欠佳，睡眠质量差。今日教大家一个简便的方法，常做可镇静安神，改善睡眠质量及精神状态。

方法：双手掌对合，相互摩擦至微热后，将双手掌劳宫穴紧贴双足的涌泉穴 1~2 分钟，重复 3~5 次。

功效：按揉劳宫穴可清心火，镇静安神；按摩涌泉穴可清肾热，降阴火，镇静安神。中医理论认为手足连心，两穴相配可以起到交通心肾、清热息风、镇静安神的功效。

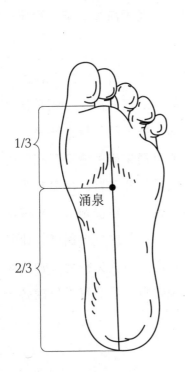

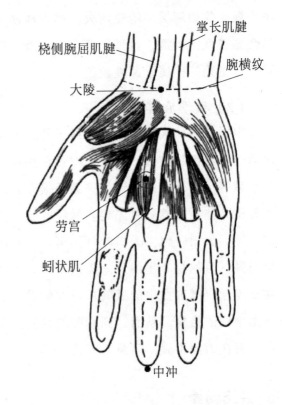

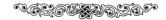

第五章

湿热体质养生

一、湿热体质的主要表现

首先应了解什么叫湿，什么叫热。所谓湿，即通常所说的水湿，它有外湿和内湿的区分。外湿是由于气候潮湿或涉水淋雨或居家潮湿，使外来水湿入侵人体而引起；内湿是一种病理产物，与消化功能等有关。两者是既独立又关联的。湿浊内生，称内湿。内湿，即体内水湿停滞。内湿是由于脾不运湿，肾不主水，输布排泄津液的功能障碍，从而引起水湿痰浊蓄积停滞的病理变化。由于内生之湿多因脾虚，故有"脾虚生湿"之说。湿热的具体表现因湿热所在部位的不同而有差别：在皮肉则为湿疹等；在关节筋脉则局部肿痛。但通常所说的湿热多指湿热深入脏腑，特别是脾胃的湿热，另外还有其他如肝胆湿热、膀胱湿热、大肠湿热等。

湿热体质主要表现：平时面部油光光的，容易生痤疮粉刺，舌质偏红，舌苔黄腻，容易口苦口干，身体感到沉重，容易疲倦。大便很干，或黏滞，小便短赤，男易阴囊潮湿，女易白带量多，有异味，脉象多见滑数。如果你看到一个人脸上、鼻尖总是油光光的，还容易生粉刺，一开口还有一股难闻的异味，那他大致上属于湿热体质。

二、湿热体质的成因

内湿的产生，多因素体肥胖，痰湿过盛；或恣食生冷，过食肥甘，内伤脾胃，致使脾失健运不能为胃行其津液，津液的输布发生障碍所致。如是则水津不化，聚而成湿，停而为痰，留而为饮，积而成水。因此，脾的运化失职是湿浊内生的关键。脾主运化有赖于肾阳的温煦和气化。因此，内湿不仅是因为脾阳虚衰，津液不化，而且与肾有密切关系。肾主水液，肾阳为诸阳之本，故在肾阳虚衰时，亦必然影响及脾，使脾失运化而导致湿浊内生。反之，由于湿为阴邪，湿盛则可损伤阳气。湿浊内困，久之亦必损及脾阳肾阳，而致阳虚湿盛之证。

内湿为水液代谢失调的病理产物，与肺、脾、肾功能失调均有关，但与脾的关系最为密切。湿从内生，聚而为患，或为泄泻，或为肿满，或为痰饮。内湿的临床表现以脾胃症状为主。湿留于内，可因体质、治疗等因素而有寒化、热化之分。

热是一种热象，而湿热中的热是与湿同时存在的，或因夏秋季节天热湿重，湿与热合并入侵人体，或因湿久留不除而化热等。此外，外感湿邪与内生湿浊，二者亦常互相影响。湿邪外袭每伤及脾，脾失健运则滋生内湿。脾失健运，或内湿素盛之体，亦每易外感湿邪而发病。我国南部和东部地区高温多雨，常吃热量大的饮食，容易产生这类体质。喜欢吃煎炸烧烤等食物或嗜好烟酒的年轻人是该体质的主要人群；烟草为辛热秽浊之物，易于生热助湿，出现呕恶、咳嗽、吐痰等症状。酒性热而质湿，《神农本草经疏》说它"湿中发热近于相火"，堪称湿热之最。所以饮酒无度，必助阳热、生痰湿，酿成湿热。嗜烟好酒，可以积热生湿，是导致湿热体质的重要成因，必须力戒烟酒。要保持两便通畅，防止湿热郁聚；注意个人卫生，预防皮肤病变。如果体内不缺某种营养而胡乱滋补，反而会增加肝脏的负担，尤其是那些非天然的合成的营养品，如果胡乱服用也会导致湿热体质。

三、湿热体质易感疾病

湿热体质的人易患痤疮、脂溢性皮炎、复发性口疮、肝炎、痔疮、慢性膀胱炎、胆结石、胆囊炎等病。

湿热体质容易诱发痤疮，这给有些女性美容造成很大的困扰。顽固性痤疮反反复复发作令许多患者苦不堪言；在一张张美丽漂亮的脸蛋上留下许多痘痕（俗称痘麻），有的脸色变暗、出油。顽固性痤疮有的症状比较严重，脸上长满脓疱，痘大如蚕豆，甚至前胸后背都是，但发病机制都是相同的。

粉刺（痤疮）在分型上有：寻常型痤疮、丘疹型痤疮、脓疱型痤疮。顽固性痤疮的症状一般比较严重，如不及时治疗会落下痘痕，甚至毁容。青春期的青春痘也不都是因为湿热体质，也可能是肺胃有热。但从整体来讲，属湿热体质的人是多数。华南地区湿热体质的人更多一些，不少人脸上都长了痤疮。尤其是华南地区到了梅雨季节，湿热交加，这时期有的人便会出现混沌犯困，身体沉重无力等症状。有的小孩儿这时还容易泛起低热，医生管它叫"夏季热"，这是一种由湿化热的现象。

湿热体格的人会常常起口疮，还容易出现口臭，女子的话，带下色黄，量偏多，男人常常会觉着精囊湿漉漉、黏糊糊的。熬夜上火、吃辛辣刺激食物、青春期体内性激素的紊乱（也就是西医所说的内分泌失调）、脂溢性皮肤、喝酒等都可以导致痤疮。

脂溢性皮炎的发病大多认为与饮食（进食过多糖类、脂类、酒及辛辣刺激之品）、精神因素、内分泌功能失调、遗传等因素有关。皮损多分为干性、湿性两种，干性以潮红脱屑为主；湿性以红斑、糜烂、有油腻性脱屑和结痂为主。属中医白屑风，《外科正宗》说："白屑风多生于头、面、项发中，初起微痒，久则渐生白屑，叠叠飞起，脱之又生，此皆起于热体当风，风热所化。"白屑风多表现为湿热偏盛，由于平素血燥，过食辛辣厚味，以致阳明胃经湿热，受风而成。其初起多有风邪侵袭，病久则常兼血瘀，脾胃湿热是其主要病机。

慢性膀胱炎中医也叫"淋证"。中医认为淋病多因"肾虚膀胱热"。肾乃水脏，职司水液的分清别浊，膀胱为州都之官，贮藏和排泄尿液，一脏一腑互为表里，二者功能正常则开合有度，水液排泄正常。若膀胱为湿热病邪所犯袭，或肾气亏虚，肝气郁结等致使气化功能失司，水道不利，均能发生淋证。

慢性盆腔炎病位在胞宫胞脉，病机为湿热瘀阻冲任胞络，湿、热、瘀合而为患，致经脉不通，不通则痛，以致腹痛，带下，腰酸坠痛，月经不调等症。如《素问·太阴阳明论》说："伤于湿者，下先受之。"湿邪为病多见下部的症状，湿为阴邪，其性黏滞重浊，阻碍气机，影响血之运行，久则滞而成瘀，而血瘀又可影响气机升降，导致水湿日久不化，两者互为因果，湿阻可致血瘀，血瘀又可加重湿阻，可致脏腑功能失常，气血失调，冲任受损，迁延日久，经络闭阻不通，则形成粘连和包块。

急性胆囊炎属于中医"胁痛""黄疸""胆胀""呕吐"等疾病范畴。肝气郁结，饮食不节，损伤脾胃或湿阻中焦影响脾胃气机升降及运化，使肝胆失疏、气机郁滞为发病的主要环节，进而导致肝胆湿热内结，腑气不通，以实、热证为多见。

四、湿热体质养生原则：疏肝利胆

湿热体质的人通常肝胆的疏泄功能失常，进而影响脾胃功能。肝胆之气郁结而化热，脾虚内生痰湿，因此，保证肝胆疏泄功能正常，气机通畅，防止湿热产生，是改善湿热体质的根本。

1. 饮食养生

湿热体质，不宜暴饮暴食、酗酒，少吃肥腻食品、甜味品，以保持良好的消化功能。湿热体质是以湿热内蕴为主要特征的体质状态，宜食用清利化湿的食品，如薏苡仁、茯苓、红小豆、蚕豆、绿豆、鸭肉、鲫鱼、冬瓜、丝瓜、葫芦、苦瓜、黄瓜、芹菜、卷心菜、蕹菜（空心菜）等（表5-1～表5-3）。

表5-1 湿热体质宜食食物——蔬菜类

蔬菜名称	性味	功效	主治
冬瓜	性微寒，味甘、淡	清热利湿，生津，解毒	水肿胀满，脚气，酒毒
葫芦	性凉，味甘、淡	清热利湿，止渴，利水消肿	水肿，腹水，消渴，黄疸
苦瓜	性寒，味苦	清暑利湿，明目，解毒	暑热烦渴，消渴，赤眼疼痛
黄瓜	性凉，味甘	清热利湿，解毒	热病口渴，小便短赤
芹菜	性凉，味甘	平肝清热祛风利湿	头痛眩晕，血淋，痈肿
卷心菜	性凉，味甘	清热利湿，止痛	溃疡，疼痛
空心菜	性寒，味甘	清热利湿，凉血	便秘，便血

表5-2 湿热体质宜食食物——豆类

豆类名称	性味	功效	主治
红小豆	性微寒，味甘、酸	清热利湿，解毒消肿	水肿，脚气，黄疸，肿毒疮疡
蚕豆	性平，味甘、微辛	健脾利湿，解毒消肿	水肿，疮毒
绿豆	性寒，味甘	清热，消暑	暑热烦渴，口舌生疮

表5-3 湿热体质宜食食物——其他类

其他类名称	性味	功效	主治
薏苡仁	性凉，味甘、淡	利水渗湿，健脾，除痹，排脓	水肿，风湿痹痛，筋脉拘挛
茯苓	性平，味甘、淡	利水渗湿，益脾和胃，宁心安神	小便不利，水肿胀满，心神不安

其他类名称	性味	功效	主治
鸭肉	性凉，味甘	清热利湿，消肿	小便不利，水肿
鲫鱼	性平，味甘	利湿，健脾	虚弱，水肿

湿热体质的人，禁忌辛辣一类的食物，如胡椒、辣椒、花椒、羊肉串等，因为这都是助热的。对湿热体质之人来说，多食助长湿热之邪。羊肉性温，味甘，《金匮要略》中早有告诫："有宿热者不可食之。"

2. 精神养生

在精神调养上应该使自己的精神保持轻松、愉快的状态，恼怒忧郁不可有。起居方面不熬夜，保证夜间睡眠时间有助于改善湿热体质；夜间睡眠充足，尤其是在夜晚 23:00 ~ 3:00 气血流注胆经、肝经的时间内，保持深度睡眠，有助于肝胆气血能量供给充足，使肝胆能够正常发挥疏泄气机的作用。中午小憩可助消除疲劳，湿热体质的人性情较急躁，外向好动，活泼，常常心烦易怒，应安神定志，以舒缓情志。做到正确对待喜与忧、苦与乐、顺与逆，保持稳定的心态。

3. 起居养生

夏季虽然要尽量避免长时间太阳直射，但也不要整日闷在屋里不肯出去，适当地接受阳光照射有利于振奋精神。尽量避免在炎热潮湿的环境中长期工作和居住。中午前后天热，人易出汗，因此要常洗澡，特别是出汗后要用温水彻底清洁皮肤。在衣着上选择透气性好的宽松衣服，并注意勤洗勤换，保持清爽舒适。早起出来活动到出汗为止，出汗可帮助排湿，但也不要大汗淋漓以免伤气。避免熬夜、过于劳累；积极参加体育活动。锻炼时注意舒展筋骨关节，增加身体的柔韧度。因为筋骨关节的僵硬、涩滞，不利肝胆的疏泄，可以选择瑜

图解中医体质养生 养生篇

珈、游泳、太极拳等。

4. 药物调治

宜选用茵陈蒿汤、八正散等。

（1）茵陈蒿汤

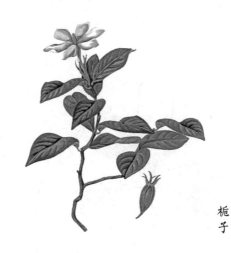

栀子

湿热体质的人易患肝胆系统疾病，湿热黄疸为湿邪与瘀热蕴结于里所致。湿邪与瘀热郁蒸肌肤则一身面目俱黄；熏蒸于上，则头汗出；湿热内郁，则小便不利，腹微满；口渴、苔黄腻、脉滑数，皆为湿热内郁之象。治宜清热利湿退黄。茵陈蒿汤有清热利湿的作用，但要在医生的指导下应用。此方来源于《伤寒论》，因其君药为茵陈蒿而命名。其组成有茵陈蒿、栀子、大黄。方中重用茵陈蒿为主药，以其最善清利湿热，退黄疸；臣以栀子清泄三焦湿热；佐以大黄降泄瘀热。纵观全方，茵陈蒿配栀子，可使湿热从小便而出；茵陈蒿配大黄，可使瘀热从大便而解。总之，三药配合，清利降泄，且引湿热由二便而去，使邪有出路，则黄疸自除。

（2）八正散

本方现代常用于治疗各种类型的黄疸，各类肝炎，胆囊炎、肝内胆汁郁积症，肝癌化疗后发热，肝癌介入治疗后急性综合征，接触性皮炎、湿疹、痤疮、多形红斑、荨麻疹等多种皮肤病等。下焦湿热常见湿热淋证，表现为尿频涩痛、淋沥不畅，甚或癃闭不通、小腹胀满、口燥咽干、舌红苔黄、脉数实。选用八正散进行治疗，可起到清热泻火、利水通淋的作用。此方来源于《太平惠民和剂局方》，因其以八味药组成，祛邪以匡正，且为散剂，故名八正散。由木通、滑石、车前子、瞿麦、萹蓄、栀子、大黄、灯心草、炙甘草组成。

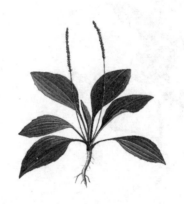

车前子

本方所治乃湿热下注所致。湿热蓄于膀胱，则水道不利，尿频涩痛，淋沥不畅，甚至癃闭不通、小腹胀满；邪热内蕴，故口燥咽干，苔黄脉数。治宜清热通淋。方中集木通、瞿麦、车前子、萹蓄、滑石诸利水通淋之品，清利湿热。伍以栀子清泻三焦湿热，大黄泄热降火，灯心草导热下行，甘草调和诸药。各药合用，共奏清热泻火、利水通淋之效。本方为苦寒通利之剂，淋证日久，肾气虚弱者忌用。本方常用于治疗各种尿道炎，急、慢性前列腺炎，前列腺肥大及尿路感染、尿路结石等病中医辨证属湿热证者；还可治疗急、慢性盆腔炎，产后、肛肠手术后产生的急性尿潴留，下肢骨科手术后尿道激惹症及多种皮肤病等。

5. 四季养生

湿热体质的人夏季和秋季养生很重要。春季多拉伸关节和筋骨，多

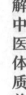

做侧部伸展运动。夏季天气炎热，尤其是长夏季节注意养脾除湿，疏利肝胆。夏季易加重体内湿热，这时候应该多吃清热利湿的食物，如红豆薏米粥等，保持大便、小便畅通；保持皮肤清洁，防止各种皮肤炎症。如果环境又湿又热又闷，可以常用空调。秋季适宜养阴润燥。尤其是初秋气候干热时，多食清甜、水分多的水果；多喝白米粥，多喝蜂蜜水以润肠通便。冬季不宜太多进补。

6. 经络调养

选穴：肝俞、阴陵泉、太冲。

湿热体质养生的主要经络有膀胱经、脾经、肝经。主要穴位有肝俞、阴陵泉、太冲。湿热体质的人通常肝胆的疏泄功能失常，进而影响脾胃功能。刺激肝俞以及脾经的阴陵泉和肝经的太冲穴可以起到疏肝利胆、健脾利湿的作用。上述穴位可以采用点按的方式，不要用艾灸，以免助阳化热。

肝俞：是肝的背俞穴，在背部，当第9胸椎棘突下，旁开1.5寸。主治黄疸，胁痛，吐血，目赤，目眩，雀目，癫狂痫，脊背痛。

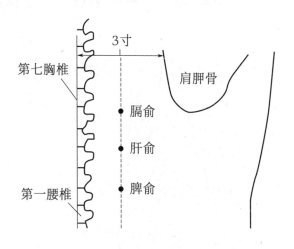

阴陵泉：在小腿内侧，当胫骨内侧踝后下方凹陷处。主治腹胀，泄泻，水肿，黄疸，小便不利或失禁，膝痛。

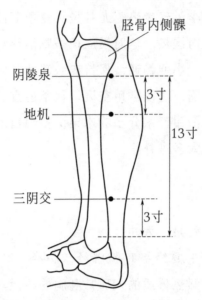

太冲：是肝经原穴，在足背侧，当第 1 跖骨间隙的后方凹陷处。主治头痛，眩晕，疝气，月经不调，癃闭，遗尿，小儿惊风，癫狂，痫证，胁痛，腹胀，黄疸，呕逆，咽痛嗌干，目赤肿痛，膝股内侧痛，足跗肿，下肢痿痹。另外，足厥阴肝经环阴器，太冲穴可以治疗妇科病及男科病。有些医生一看见阳痿的患者就认为是肾虚，这是不对的，其实有很多患者是因为肝失疏泄造成的。根据经络理论，选择足厥阴肝经的太冲穴经常能收到好的效果。

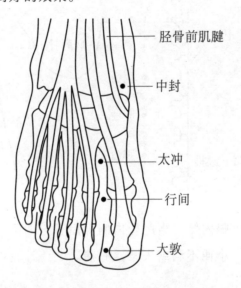

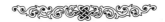

第六章

痰湿体质养生

一、痰湿体质的主要表现

痰湿体质的人多表现为身体肥胖、自觉身体沉重。目前肥胖已成为中国面临的一个严重的公共健康问题。研究报道，到 2030 年，我国的肥胖及超重的成年人将高达 70.5%。中医上把痰分为两种：有形之痰，指视之可见，闻之有声，或触之可及的痰；无形之痰，指只见其征象，不见其形质的痰，因其生成原因不同，在性质上有寒、热、燥、湿、风等多种类型，又由于它所在脏腑部位不同而症状表现各具特点。痰浊既是造成肥胖的主要因素，也是疾病的病理产物，痰浊胶结贯穿肥胖始终。

痰证是指水液凝结，质地稠厚，停聚于脏腑、经络、组织之间而引起的病证。多表现为头脑昏沉，活动时感觉肢体沉重，关节酸痛，或肌肤麻木，或形体肥胖，面部、四肢虚肿，或胸闷、咳嗽痰多，恶心，呕吐黏液，口中黏腻，大便不成形或黏滞不爽，小便混浊，女性白带过多，舌体胖大，舌苔厚腻，脉濡、滑、弦。痰阻于肺，宣降失常，肺气上逆，则咳嗽咯痰。痰湿中阻，气机不畅，则见脘闷，纳呆呕恶等。痰浊蒙蔽清窍，清阳不升，则头晕目眩。痰迷心神，则见神昏，甚或发为癫狂，痰停经络，气血运行不利，可见肢体麻木。苔白腻，脉滑皆痰湿之征。痰湿体质的人大便不爽，身重乏力，容易困倦，久睡不醒。此外，痰湿容易阻碍气机运行，日久化瘀，痰湿瘀日久成毒，痰、湿、瘀、毒是高血压、高血糖、高脂血症和高尿酸血症等代谢失常相关疾病的病机演化过程的核心，因此，痰湿体质的人比其他体质的人群更易患代谢性疾病。

二、痰湿体质的成因

现在我们的生活富裕了，饮食也丰富起来了。各种油煎油炸、甜点零食成为越来越多人的最爱。同时，一些不良的饮食方式，如夜宵、暴饮暴食、情绪化饮食、少餐多食、大量饮酒等也司空见惯。生活节奏加快，人们的生活方式有了很大改变，工作时守着电脑，坐着的时间多了，而且出门乘车，运动减少，很多中年人尤其是男性出现了"将军肚""啤酒肚"。中医认为，肥胖与痰、湿、气虚等有关。有一些医著提到"肥人多痰湿"，"肥白人多湿"。《素问·奇病论》中说："此人必数食甘美而多肥也。"《脾胃论》亦载："脾胃俱旺，则能食而肥……或食少而肥，虽肥而四肢不举，盖脾实而邪气盛也。"由此可见，本病之因，多由饮食失调，或长期食欲亢进，或偏食膏粱厚味、甘美甜腻食品，脾失健运，助湿生痰，痰湿壅塞于组织及皮下，反致气机运行不畅，渐成肥胖之躯。痰湿蓄积于肌肤之中，而成为肥胖之疾患。

三、痰湿体质易感疾病

中医认为，"百病皆由痰作祟"。就是说痰湿可以引起许多疾病，尤其易感肥胖、高血压、糖尿病、脂肪肝。而这些病也俗称"富贵病"。痰湿停留在肝脏中就会造成脂肪肝，停留在肌肤之中就会造成肥

图解中医体质养生 养生篇

胖，停留在头部就会造成头昏脑胀、眩晕等，停留在心脏就会造成胸闷、气短、心悸心慌等，停留在血液中就会造成血压、血脂等升高，血液黏稠等。近年来，随着生活水平的不断提高，肥胖发病率有明显增长趋势，并引起人们重视。肥胖容易发生高脂血症、冠心病、高血压病、脑卒中、糖尿病、痛风，各关节还可发生退行性病变。民间"有钱难买老来瘦"之说，说明了肥胖为老人之忌。

近代医家也认为，肥胖是加速衰老和死亡的重要原因。高脂血症原本是"老年高发病"，但近年来发病人群越来越趋于年轻化。除了饮食结构的问题外，现代社会压力过大、缺乏运动也是重要诱因之一。如今劳动力结构发生了很大的改变，脑力劳动者增多。这部分人群工作压力大、终日伏案，多坐少走，人体气机失于疏畅。吃得多，消耗得少，膏脂转化利用不及，沉积体内，血脂容易升高。

古代医家对痰湿与消渴病的认识很多，在痰湿致消渴方面，《素问·奇病论》指出："此肥美之所发也，此人必数食甘美而多肥也，肥者令人内热，甘者令人中满，故其气上溢，转为消渴。"《金匮要略》中关于因湿致渴的阐述说："湿家，其人但头汗出……渴欲得饮而不能饮，则口燥烦也。""夫水病人，目下有卧蚕……其人消渴。"《景岳全书》曰："消渴虽有数者之不同，其为病之肇端，则皆膏粱肥甘之变，酒色劳伤之过，皆富贵人病之，而贫贱者鲜有也。"随着生活水平、饮食结构及生活方式的改变，加之较早地进行干预，糖尿病患者"三多一少"症状不典型，而体型肥胖的糖尿病患者增多。

临床上对肥胖者及早采用化痰除湿法干预，对防治糖尿病的发生有一定效果。脂肪肝的发生主要病理因素是痰湿，病理基础是以脾肾亏虚为本，气郁、血瘀、痰湿、湿热为标，与肝、脾、肾等脏腑密切相关。其基本病机为痰瘀阻滞，肝失疏泄。中医理论认为脂肪肝多因过食肥甘厚味，过度肥胖，情志失调，或饮酒过度，或感受湿热疫毒，久病体虚以致肝失疏泄，脾失健运，肾气失充，湿热内蕴，痰浊郁结，瘀血阻滞而最终形成湿痰瘀痹阻互结于肝之脉络。

第六章 痰湿体质养生

053

四、痰湿体质养生原则：健脾祛湿

脾为生痰之源，痰湿多由于脾虚造成脾失健运，水湿代谢不畅引起。痰湿之生与肺脾肾三脏关系最为密切，故重点在于调补肺脾肾三脏。若因肺失宣降，津失输布，液聚生痰者，当宣肺化痰；若因脾不健运，湿聚成痰者，当健脾化痰；若肾虚不能制水，水泛为痰者，当温阳化痰。痰湿体质养生的重要原则就是健脾除湿。

1. 饮食养生

痰湿体质的人，应多吃清淡的食物，多吃蔬菜，及一些具有健脾利湿、化痰祛湿的食物，如白萝卜、荸荠、洋葱、苦瓜、白果、白扁豆、薏苡仁等（表 6-1、表 6-2）。

表 6-1　痰湿体质宜食食物——蔬菜类

蔬菜名称	性味	功效	主治
白萝卜	性凉，味辛、甘	化痰清热，下气宽中，消积滞	食积腹胀，消渴
荸荠	性寒，味甘	清热化痰，利尿排毒，润肠通便	噎膈，消渴
洋葱	性温，味甘、辛	化痰，和胃下气	咳嗽痰多
苦瓜	性寒，味苦	健脾化痰，清热祛湿	中暑，发热，痢疾

表 6-2　痰湿体质宜食食物——其他类

其他类名称	性味	功效	主治
白果	性平，味甘、苦、涩	敛肺定喘，止带缩尿	痰多喘咳，带下白浊，遗尿尿频
白扁豆	性微温，味甘	除湿消暑，健脾止泻	暑湿吐泻，脾虚呕逆
薏苡仁	性凉，味甘、淡	健脾止泻，利水渗湿	水肿、泄泻
川贝母	性微寒，味苦、甘	清热化痰，润肺止咳	肺热燥咳

应避免甜食、油腻食物。人的精神气血都由五味资生。五味与五脏，各有其亲和性，如酸入肝，苦入心，甘入脾，辛入肺，咸入肾。如果长期嗜好某种食物，就会使某脏腑功能偏盛或偏衰，久之可以按五脏间相克关系传变，损伤他脏而发生疾病。如多食咸味的东西，会使血脉凝滞，面色失去光泽；多食苦味的东西，会使皮肤干燥而毫毛脱落；多食辛味的东西，会使筋脉拘急而爪甲枯槁；多食酸味的东西，会使皮肉坚厚皱缩，口唇干薄而掀起；多食甘味的东西，则骨骼疼痛而头发脱落。少吃肥甘厚味，酒类也不宜多饮，且勿过饱。少食寒凉的蔬菜瓜果。

2. 起居养生

盛夏天气湿热，加上因空调造成的室内外高温差，痰湿体质的人就不能过分贪凉，建议室温保持在 26℃就好，并尽量保持室内温度的稳定，缩小室内外温差。空调给人们带来舒爽的同时，也带来的一种"疾病"。长时间在空调环境下工作学习的人，因空气不流通，环境得不到改善，会出现鼻塞、头昏、打喷嚏、耳鸣、乏力、记忆力减退等症状，以及一些皮肤过敏的症状，如皮肤发紧发干、易过敏等。这类现象在现代医学上称之为"空调综合征"或"空调病"。

由于使用空调一般均在夏季，根据"春夏养阳"的道理，夏日平素人们要注意对自己阳气的充实，如少吃冷饮，以免损伤肝胃阳气。经常晒太阳或进行日光浴。不要过于安逸，贪恋床榻，以免气滞生痰酿湿。

3. 药物调治

宜选用二陈汤、平胃散等。

（1）二陈汤

二陈汤出自《太平惠民和剂局方》方中陈皮、半夏二药以陈久者良，故名二陈汤。由半夏、橘红、茯苓、炙甘草、生姜、乌梅组成。本方为治湿痰之主方。湿痰之证，多由脾肺功能失调所致。脾为生痰之源，肺为贮痰之器，脾失健运，则停湿生痰，湿痰犯肺，致咳嗽痰多。湿浊内盛，最易阻碍清阳，使胃气失和，因此每见头眩心悸，恶心呕吐。治宜燥湿化痰，理气和中。

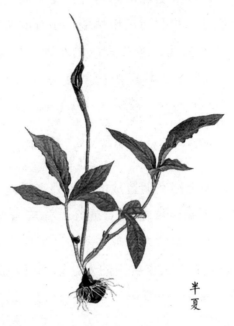

半夏

方中以半夏为君，取其辛温性燥，善能燥湿化痰，且又降逆和胃。

橘红为臣，理气燥湿祛痰，燥湿以助半夏化痰之力，理气可使气顺痰消。痰由湿生，湿自脾来。

茯苓健脾渗湿为佐药，渗湿以助化痰之力，健脾以杜生痰之源。

生姜，降逆化饮，既能制半夏之毒，又能助半夏、橘红行气消痰，和胃止呕。

乌梅收敛肺气，与半夏相伍，散中有收，使祛痰而不伤正，并有欲劫之而先聚之之意。乌梅味酸性温，具收敛生津、安蛔驱虫功能，可治久咳、久泻、便血，反胃，虚热烦渴，蛔厥腹痛等。

甘草为使药，调和药性而兼润肺和中。诸药合用，标本兼顾，燥湿化痰，理气和中，为祛痰的通用方剂。

（2）平胃散

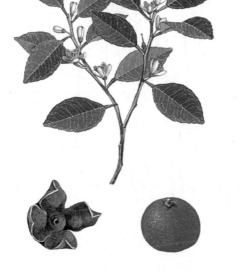

陈皮

平胃散由苍术、厚朴、陈皮、炙甘草组成，以生姜、大枣为引，是燥湿祛痰、行气健脾剂。用于脾土不运，湿浊困中，胸腹胀满，口淡不渴，不思饮食，或有恶心呕吐，大便溏泻，困倦嗜睡，舌不红，苔厚腻。方中苍术燥湿健脾为君药，厚朴除湿散满为臣药，陈皮理气化痰为佐药，甘草、生姜、大枣调和脾胃为使药。大凡脾胃病变，只要属于脾胃湿滞，以胸腹胀满、口淡食少、舌苔白厚而腻为主症的，都可用它来治疗，所以古人说它是"治脾圣药"。后世有许多健胃方剂，都是从它扩展演变而来。

4. 经络调养

选穴：丰隆、中脘、神阙、关元。

针灸可以通过经络气血的调节作用，而达健脾利湿、祛湿化痰的目的。根据中医脾为生痰之源理论，临床常从脾胃经脉选穴进行利湿祛痰治疗，其中丰隆穴极为常用。

丰隆：丰隆穴在小腿前外侧，当外踝尖上 8 寸，条口外，距胫骨前缘二横指。

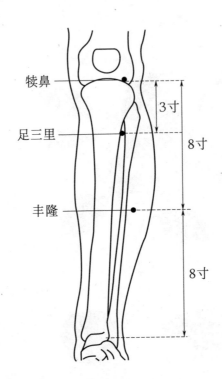

犊鼻

足三里

丰隆

3寸

8寸

8寸

　　丰隆为足阳明胃经络穴，别走脾经，连通脾胃两经，可宣通脾胃二经之气机，具有健脾化痰、利气宽胸、和胃降逆、调理气血、祛痰开窍、醒神定志之功效。其蠲化痰浊的作用最显著，是祛痰要穴。主治：头痛，眩晕，痰多咳嗽，呕吐，便秘，水肿，癫狂痫，下肢痿痹。丰隆是一个象声词，假借轰隆打雷的声音，按摩这个穴位能够把脾胃上的浊湿像打雷下雨一样排出去，每天按压 1～3 分钟，坚持按摩，有助于祛除体内的湿气。

　　中脘穴：是足阳明胃经之气聚集之处，具有调整胃及与胃相表里的脾的功能。中脘穴是六腑之会穴，且为中气之会，是六腑经气交会之处。因而，用以调理六腑之疾，中焦气机失常之临床表现常取中脘穴调理，中脘穴是任脉、手之太阳、手之少阳、足之阳明的交会穴。所以，不仅能治疗本经的疾病，同时可治疗交会经络的疾病。《医学纲目》："一切痰饮，取丰隆、中脘。"《类经》言："中脘主乎积利。"《针灸甲乙经》言："溢饮胁下坚痛，中脘主之。"可见中脘穴也是祛痰湿的要穴。

神阙：又名"命蒂""脐中""气舍"等，乃胚胎发育、输精布气、营养胎体之重要部位，为先天之本、生命之源，如枢如门，元气之所在也。因其位居人体中央，乃"居中立极"，是气机升降出入的总枢，所以能分清浊而别阴阳，激发脏腑经脉气血的生成与运行。从经络学的角度看，神阙为任脉要穴，由于奇经八脉纵横贯穿于十二经脉之中，联系全身经脉组织器官，五脏六腑、四肢百骸、五官九窍、皮肉筋骨均受其影响。因此，神阙通过经脉系统在调整脏腑阴阳、平衡人体各种功能的整体治疗中发挥重要作用，同时也可以祛痰利湿。在临床上，选择此处灸疗，易于吸收，疗效可靠，而且神阙灸还具有取穴方便准确、疗效迅速显著的特点。灸神阙时可将鲜姜切片并用三棱针刺出 5～10 个小孔，置于患者脐部，艾炷点燃，一般灸 3～7 壮，达到灸处皮肤红润不起疱为度，每日 1 次，一般灸 10 次即可见明显疗效。

关元穴：在下腹部，当前正中线上，脐中下 3 寸。

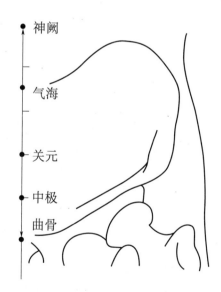

关元穴为任脉与足三阴的交会穴，三焦元气所发处，联系命门真阳，为阴中之阳穴。点按关元穴可补摄下焦元气，扶助机体元阴元阳。主治中风脱证、虚劳冷惫、羸瘦无力、少腹疼痛、阳痿、早泄、月经不调、赤白带下等。因痰湿体质主要表现为容易肥胖、沉重，可以用摩腹的方法减掉腹部的赘肉。唐代名医孙思邈"常以手摩腹"作为养生之道。宋代诗人陆游也常做"摩腹功"。现代医学证明，摩腹不仅可以调节胃肠道的蠕动功能，而且还能加强胃肠道的血液循环，防止胃肠消化功能失调。摩腹可按照下面的顺序进行：以脐为中心，以两手的手掌先顺后逆时针各转49圈，这里要注意的是，摩腹宜在饭前或睡前进行。手法以柔软舒缓为宜，体位可采取坐式或仰卧式。同时还可以点按关元穴、水分穴、中脘穴以祛痰化湿。另外，消化道疾病出血或炎症期间，不宜摩腹。用穴位按摩的干预措施，可以改善痰湿体质。

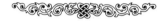

第七章

瘀血体质养生

一、瘀血体质的主要表现

瘀血是指体内有血液运行不畅的潜在倾向或瘀血内阻的病理基础，并表现出一系列外在征象的体质状态，即血流不畅状态。血瘀证，是指因瘀血内阻所引起的一些证候。形成血瘀证原因有：寒邪凝滞，以致血液瘀阻，或由气滞而引起血瘀；或因气虚推动无力，血液瘀滞；或因外伤及其他原因造成血液流溢脉外，不能及时排出和消散所形成。

临床症状：平素面色晦暗，皮肤偏暗或色素沉着，容易出现瘀斑，易患疼痛，口唇暗淡或紫；眼眶暗黑，鼻部暗滞，发易脱落，肌肤干，女性多见痛经、闭经，或经血中多凝血块，或经色紫黑有块，崩漏，或有出血倾向，吐血。疼痛如针刺刀割，痛有定处，拒按，常在夜间加剧。肿块在体表者，色呈青紫；在腹内者，坚硬按之不移，称为癥积。出血反复不止。色泽紫暗，中夹血块，或大便色黑如柏油。面色黧黑，肌肤甲错，口唇爪甲紫暗，或皮下紫斑，或肤表丝状如缕，或腹部青筋外露，或下肢筋青胀痛等。妇女常见经闭。舌质紫暗，或见瘀斑瘀点，脉象细涩。血瘀证以痛如针刺，痛有定处，拒按，肿块，唇舌爪甲紫暗，脉涩等为辨证要点。

瘀血阻塞经脉，不通则痛，故疼痛是瘀血证候中最突出的一个症状。瘀血为有形之邪，阻碍气机运行，故疼痛剧烈如针刺，部位固定不移。由于夜间血行较缓，瘀阻加重，故夜间痛甚。积瘀不散而凝结，则可形成肿块，故外见肿块色青紫，内部肿块触之坚硬不消。

出血是由于瘀血阻塞络脉，阻碍气血运行，致血涌络破，不循经而外溢，由于所出之血停聚不得，故色呈紫暗，或已凝结而为血块。瘀血内阻，气血运行不利，肌肤失养，则见面色黧黑，肌肤甲错，口唇、舌体、指甲青紫色暗等体征。瘀血内阻，冲任不通，则为经闭。丝状红缕、青筋显露、脉细涩等，皆为瘀阻脉络，血行受阻之象。舌体紫暗，脉象细涩，则为瘀血之征。

二、瘀血体质的成因

血液是循行于脉中的富有营养的红色的液态物质，是构成人体和维持人体生命活动的基本物质之一。血有规律地循行脉管之中，在脉内营运不息，充分发挥灌溉一身的生理效应。血的生理功能是营养滋润全身。血循行于脉内，是其发挥营养作用的前提。血沿脉管循行于全身，为全身各脏腑组织的功能活动提供营养。《难经·二十二难》将血的这一作用概括为"血主濡之"。全身各部（内脏、五官、九窍、四肢、百骸）无一不是在血的濡养作用下而发挥功能的。如鼻能嗅，眼能视，耳能听，喉能发音，手能摄物等都是在血的濡养作用下完成的。"目得之而能视，耳得之而能听，手得之而能摄，掌得之而能握，足得之而能步，脏得之而能液，腑得之而能气。是以出入升降，濡润宣通者，由此使然也。"（《金匮钩玄·血属阴难成易亏论》）

血的濡养作用可以从面色、肌肉、皮肤、毛发等方面反映出来。血的濡养作用正常，则面色红润，肌肉丰满壮实，肌肤和毛发光滑等。当血的濡养作用减弱时，机体除脏腑功能低下外，还可见到面色不华或萎黄，肌肤干燥，肢体或肢端麻木，运动不灵活等临床表现。"故凡为七窍之灵，为四肢之用，为筋骨之和柔，为肌肉之丰盛，以至滋脏腑，安神魂，润颜色，充营卫，津液得以通行，二阴得以调畅，凡形质之所在，无非血之用也。"（《景岳全书·血证》）

血是神志活动的物质基础。血的这一作用是古人通过大量的临床观察而认识到的：无论何种原因形成的血虚或运行失常，均可以出现不同程度的神志方面的症状。

心血虚、肝血虚，常有惊悸、失眠、多梦等神志不安的表现，失血甚者还可出现烦躁、恍惚、昏迷等神志失常的改变。可见血液与神志活动有着密切关系，所以说"血者，神气也"（《灵枢·营卫生会》）。脉是血液循行的管道，又称"血府"。在某些因素的作用下，血液不能在脉内循行而溢出脉外时，称为出血，即"离经之血"。由于离经之血离开了脉道，失去了其发挥作用的条件，所以，就丧失了血的生理功能。

瘀血形成的原因有五个。一是因于寒，"得热则行，得寒则凝"是血液的特征。《素问·调经论》说："寒独留，则血凝泣，凝则脉不通。"说明了由于血脉受寒而致血行障碍，瘀积停留。二是因于热，仲景所言的蓄血证、瘀热在里证、热入血室证等，都是指出热邪与血液相结合而形成瘀血。王清任亦有"血受热则煎熬成块"的说法。据此可知，热邪入血，亦为形成瘀血的又一根由。三是因于气，气为血之帅，气行则血行，气滞则血滞。《医宗金鉴》强调血之凝结为瘀，必先由于气聚。四是因于外伤，凡跌打损伤，或举重负力，旋转扭闪，伤及经络血脉，血不得循经流注，阻于经遂之中，或溢于经络之外，此为离经之血，它不能复返故道，失去了活动能力，停而不散，乃成瘀血。五是因于出血后，除了外伤性之外，尚有吐衄便漏及妇人小产后，某些外科手术后多有瘀血存留。

三、瘀血体质易感疾病

月经不调等是临床较为常见的病证，致病原因众多，治疗方法各异，尤以青年女性为主。月经的产生与调节同肾、肝、脾、气血、冲任均有密切关系，气血失调、脏腑功能失常、冲任损伤均可致月经紊乱。人工流产、药物流产后耗气伤血，致冲任受损；肝郁气滞，气为血帅，血为气母，气郁气滞致血瘀血乱、冲任失调、血海蓄溢失常。瘀血不去，新血不生，瘀血占据血室，而致血不循经。情志不遂，气机失调，气血运行不畅，气滞血瘀，瘀血内停，扰动神明则心烦急躁、情绪不宁；气与血关系密切，气为血帅，血为气母，气郁则血行不畅导致血郁、胸胁憋闷、脘腹胀痛；血不养心则心悸失眠健忘；瘀血阻络，冲任不调则月经不调；肾藏精而内寓元阴元阳于胞宫，肾阳不足，鼓动无力，气虚血瘀则致少腹胀痛，经前心烦。因此瘀血内阻是造成月经不调的病机基础。

四、瘀血体质养生原则：疏肝活血

1. 饮食养生：活血化瘀，忌食寒凉

瘀血体质可常食油菜、黑木耳、茄子、桃仁、山楂等具有活血祛瘀作用的食物（表 7-1 ~ 表 7-3）。

064

表 7-1 瘀血体质宜食食物——蔬菜类

蔬菜名称	性味	功效	主治
油菜	性凉，味辛	活血化瘀，消肿解毒	游风丹毒，手足疖肿
黑木耳	性平，味甘	活血通便，补气血	便秘，痔疮，胆结石
茄子	性凉，味甘	活血化瘀，清热消肿	热毒痈疮

表 7-2 瘀血体质宜食食物——水果类

水果名称	性味	功效	主治
山楂	性温，味甘、酸	散瘀行气，消食健脾	血瘀经闭

表 7-3　瘀血体质宜食食物——其他类

其他类名称	性味	功效	主治
桃仁	性平，味甘、苦	活血祛瘀，润肠通便，止咳平喘	痛经，经闭，跌打损伤
红花	性温，味辛	活血祛瘀，通经止痛	胸痹心痛，血瘀腹痛，痛经
月季花	性温，味甘	活血调经，疏肝解郁	经产瘀滞

酒可少量常饮，醋可多吃。血瘀不宜吃寒凉冷冻的食物。血脉喜温恶寒，得温则行，遇寒则凝，因此寒凉饮食，容易影响血脉运行。过食冰冻寒凉者，尤其是女性，阳虚与瘀血兼夹的体质较为常见。现代饮食普遍偏咸，尤其是北方地区。饮食过咸是促生痰湿体质、瘀血体质的重要因素。多盐既引起水钠潴留，使人水肿郁胀，酿生痰湿水饮，又伤害血管，影响循环。长期饮食过咸的人，进入中老年之后，常常外形肥胖、皮肤油腻粗糙、肤色偏暗、舌苔白厚，像是痰湿体质，而舌质淡紫、脉象沉细、夜尿却反映的是阳虚兼夹瘀血体质。

2. 精神养生

血瘀体质在精神调养上要培养乐观的情绪。精神愉快则气血和畅，营卫流通，有利于血瘀体质的改善。反之，苦闷、忧郁则可加重血瘀倾向。

3. 起居养生

保持宁静平和的心境，使情绪平稳，避免抑郁、压抑。运动可以改善血液循环，增强心肺功能，如太极拳、八段锦、保健按摩术等，以全身各部位都能活动，助气血运行为原则。

在现代社会中，电脑已经成为人们生活和工作不可缺少的工具，但电脑也是一把"双刃剑"，它在给人们生活和工作带来方便、快捷的同时，也在悄悄地危及人们的健康，引起人的视力衰退、关节损伤、辐射伤害、头部和肩膀疼痛。中医认为"肝受血而能视"，瘀血体质的人，本身血液循环就不好，如果长期用眼不当，视力会严重受损。其次就是受电脑产生的静电导致皮肤病，静电会吸附大量悬浮的灰尘，从而使得面部皮肤受到刺激，会出现过敏起疹等现象。同时，长期与电脑键盘打交道，每天重复在键盘上打字或移动鼠标，手腕关节长期、密集、反复和过度活动，逐渐形成腕关节的损伤，容易得腕关节综合征，俗称"鼠标手"，出现食指或中指疼痛、麻木和拇指肌肉无力感，发展下去可能导致神经受损，进而引起手部肌肉萎缩。而且女性要比男性易得，因为女性的手腕要比男性小，腕部正中神经更容易受到压迫。

除此之外，久坐在电脑前，若是坐姿不正确，还容易出现颈肩腰背痛、电脑低头综合征、电脑眩晕症等。

4. 药物调治

宜选用四物汤、血府逐瘀汤等。

（1）四物汤

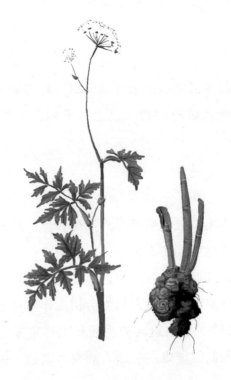

川芎

四物汤由熟地黄、当归、白芍、川芎组成。熟地黄甘温味厚，质柔润，长于滋阴养血，填精补肾为君。当归补血养肝，和血调经为臣。白芍养血柔肝和营；川芎活血行气，调畅气血，共为佐药。诸药相伍，动静结合，以血中之血药熟地黄、白芍，静养营血而补血；血中之气药当归、川芎，活血和营。具有补血而不滞血，和血而不伤血的配伍特点。中医有"四物地芍与归芎，血家百病此方通"之说。说明本方不是单纯的补血方剂，而是血虚能补，血燥能润，血溢能止，血瘀能行的调血剂，主治营血虚滞证。症见心悸失眠，头晕目眩，面色无华，妇人月经不调，量少或经闭不行，脐腹作痛，舌淡，脉细弦或细涩。以瘀血为主者，加桃仁、红花，白芍易赤芍，以加强活血祛瘀之力。

（2）血府逐瘀汤

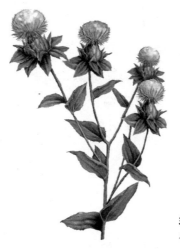

红花

血府逐瘀汤功效：活血祛瘀，行气止痛。其来源于《医林改错》，王清任认为膈膜的低处，满腔存血，名曰"血府"。根据"血府"产生"血瘀"的理论，王氏创立血府逐瘀之剂，称之为"血府逐瘀汤"。本方为治疗瘀血内阻于胸部，气机郁滞所致之胸痛胸闷而设，即王清任所谓"胸中血府血瘀"之证。胸胁为肝经循行之处，瘀血内阻胸中，气机郁滞，故胸胁刺痛；郁滞日久，肝失调达之性，故急躁易怒；气血郁而化热，故内热烦闷，或心悸失眠，或入暮潮热；瘀血阻滞，清阳不升，则为头痛；瘀热上冲动膈，可见呃逆不止；至于唇、目、舌、脉所见，皆为瘀血征象。治当活血化瘀为主，兼以行气畅胸止痛。

本方系由桃红四物汤合四逆散加桔梗、牛膝而成，方中当归、川芎、赤芍、桃仁、红花、生地黄（桃红四物汤）活血化瘀；生地黄凉血清热，合当归又能养阴润燥，使祛瘀而不伤阴血；四逆散行气和血而舒肝。有气行则血行之意。柴胡疏肝解郁，升达清阳；桔梗开宣肺气，载药上行，又可合枳壳一升一降，开胸行气，使气行则血行；妙在牛膝祛瘀血，通血脉，引瘀血下行。甘草调和诸药。诸药相伍，既行血分瘀滞，又解气分郁结，活血而不耗血，祛瘀又能生新。合而用之，使瘀去气行，则诸证可愈。

方中活血祛瘀药较多，故孕妇忌服。血瘀经闭、痛经者，可去桔梗，加香附、益母草等以活血调经止痛；胁下有痞块，属血瘀者，可加郁金、丹参以活血祛瘀，消癥化积。

本方现代常用于治疗脑损伤后综合征、脑梗死、冠心病、心绞痛、血管性头痛、高血压、慢性活动性肝炎、肝内胆管结石、周期性精神病、神经根型颈椎病、支气管哮喘、爆震性耳聋、慢性咽炎、声带息肉、急性视神经炎、外伤性玻璃体积血、视网膜震荡、肋骨骨折等属血瘀气滞者。

5. 四季养生

（1）秋季宜运动，生发阳气

春天是万木争荣的季节，人亦应随春生之势而动。春季的日出之后、日落之时是散步的大好时光，散步地点以河边、湖旁、公园之中、林荫道或乡村小路为好，因为这些地方空气中负离子含量较高，空气清新。散步时衣服要宽松舒适，鞋要轻便，以软底为好。散步时可配合擦双手、揉摩胸腹、捶打腰背、拍打全身等动作，以利于疏通气血，生发阳气。在我国传统的健身方法中还有太极拳、气功、五禽戏、八段锦等，也是春季很好的锻炼项目。另外日常生活中爬楼梯、骑自行车、甩手、仰卧起坐、退步行走等都是可以选择的项目。

（2）冬季宜保暖，收藏阳气

寒冷的冬天，人们对气候环境非常敏感，老人尤其如此。中医自古就有"背宜常暖"的主张。人体背部有许多穴位，是内外环境的通道。寒冷刺激可通过这些穴位影响肌肉、骨骼和内脏的功能，使人生病。老年人脏器老化，阳气衰弱，如能防止背部受寒，可帮助老年人安全地度过严冬。对一些患有心脑血管病、风湿性关节炎、支气管炎、哮喘、过敏性鼻炎、胃及十二指肠溃疡病的老年人来说，尤其要注意背部保暖。冬季，老年人除了穿一般的棉袄外，里面最好穿一件棉背心或皮背心。

6. 经络调养

选穴：膈俞、肝俞、委中、三阴交。

膈俞：八会穴之一，血会膈俞。在背部，当第 7 胸椎棘突下，旁开 1.5 寸。

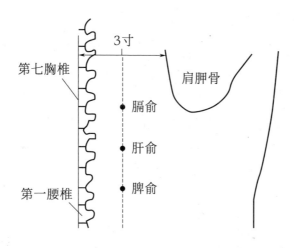

膈俞，有理气宽胸、活血通脉的作用。主治神经性呕吐，胃炎，胃溃疡，肝炎，肠炎，肠出血，心动过速，心脏肥大，心内外膜炎，哮喘，支气管炎等。膈俞是治理心、肝、肺血证之要穴。因动脉血管贯膈下行，静脉血管贯膈上行，膈俞与血液循环关系密切。它能补气养血，利膈平逆，临床上用于治各种原因所致的咳血、吐血、呕血；心脉痹阻之心绞痛、心肌梗死；心血瘀阻之心悸气喘；气血不足之头晕目眩等。另外，膈俞调血，与其穴位所在的位置有密切的关系。古代有医家云膈俞是"足太阳脉气所发也，太阳多血，又血乃水之象，故为血会。"《类经图翼》亦说："谷气由膈达于上焦，化精微为血之处，故曰血会。"背部腧穴是五脏六腑之气输注于背部的特定穴，可以调整脏腑功能，它不但能治疗内脏本病而且更能治疗与内脏有关的其他疾患。

肝俞：是肝的背俞穴。在背部，当第9胸椎棘突下，旁开1.5寸。主治黄疸，胁痛，吐血，目赤，目眩，雀目，癫狂痫，脊背痛。肝俞、膈俞在背部，针刺危险性较大，对于瘀血体质的人，可以用刮痧疗法，对这两个穴位进行刮痧和点穴按摩。

委中：在腘横纹中点，当股二头肌腱与半腱肌肌腱的中间。

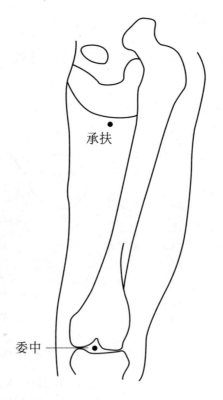

承扶

委中

主治腰痛，下肢痿痹，腹痛，吐泻，小便不利，遗尿，丹毒。可以用三棱针点刺委中穴放血。刺血疗法又称放血疗法，古称"启脉""刺络"，是用三棱针点刺放血，刺破穴位或浅表血络，放出少量血液，以治疗疾病为目的的一种方法。古人对此法十分重视，《素问·血气形志篇》曰："凡治病必先去其血。"《灵枢·九针十二原》更提出"宛陈则除之"的治疗原则。现代研究表明：痛症不仁瘫痪均与经络气血瘀滞有关，刺血可通过疏通经脉中凝滞的气血而达到止痛的目的，又有祛瘀生新之效；此外，刺血尚能改善微循环障碍，清除病理产物，促进局部生理生化的良性改变。

三阴交：是足太阴、足少阴、足厥阴经交会穴，在小腿内侧，当足内踝尖上 3 寸，胫骨内侧缘后方。

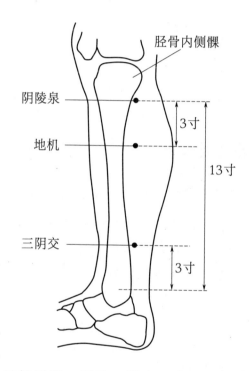

三阴交主治月经不调，不孕，滞产，失眠，下肢痿痹等。孕妇禁针。这个穴位对女性极为重要，女子以血为先天。三阴交是调血养血的重要穴位。对女性而言三阴交可以调月经。三阴交是脾、肝、肾经的交会穴。其中，脾化生气血，统摄血液。肝藏血，肾精生气血。女人每天按揉两条腿上的三阴交各 15 分钟，有助于月经规律。

第八章

特稟体质养生

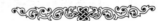

一、特稟体质的主要表现

特稟体质是一类特殊体质。其中主要包括过敏体质。有的人即使不感冒也经常鼻塞、打喷嚏、流鼻涕，容易患哮喘，容易对药物、食物、气味、花粉、季节过敏，有的皮肤容易起荨麻疹，皮肤常因过敏出现紫红色瘀点、瘀斑，皮肤常一抓就红，并出现抓痕。因此，特稟体质的人要特别调护。

二、特稟体质的主要成因

过敏原是自然界客观存在的东西，过敏体质是导致过敏反应的身体因素。九种体质中，受稟赋遗传影响最大的就是特稟体质。父母的体质特征决定和影响着子女的体质。我们体质的构成大多来源于父母之精血。当父母是过敏性体质时，其子女有 70％ 的遗传机会；若只有父亲是过敏性体质，其子女有 30％ 的遗传机会；仅母亲是过敏性体质，子女有 50％ 的遗传机会。环境也是不容忽视的因素。人们工作、生活中的有害物质，如化学及放射性物质、病原体、噪声、废气、废水等，以及室内尘螨、室外花粉等都会造成过敏。

三、特禀体质易患疾病

1. 皮肤过敏

皮肤是最容易出现过敏反应的部位，因为皮肤完全暴露在外界环境中，与外来异物接触频繁，所以比其他部位更容易发生过敏反应。皮肤过敏常表现为皮肤起湿疹、丘疹、斑疹等，瘙痒是最常见的症状。皮肤过敏者一般多属于血热，可以用清热凉血祛风的方法治疗。其实，皮肤过敏者多数是年轻人。因此，很多皮肤易于过敏的人，在年龄稍长之后，过敏情况就会消失。

2. 呼吸道过敏

呼吸道与外界接触之多仅次于皮肤，因此，呼吸系统的过敏症也很常见，其中最严重的是过敏性哮喘。与皮肤过敏不同的是，呼吸道过敏症多数是属于阳虚体质，即体质比较虚弱者多见，如体质虚弱的儿童。但随着体质的改善，这种哮喘会慢慢自愈。而本来呼吸道没有过敏性疾病的人，也可能因为体质的变化出现过敏性呼吸系统疾病，如一些老年人，以及一些身体遭受严重寒气损伤者。因此，呼吸系统过敏症往往属于阳虚体质患者。给予温补肺阳的药物治疗，是基本治疗方法。

3. 胃肠道过敏

因为不断接受食物为身体提供营养，胃肠道过敏在日常生活中也很常见，其主要表现是食入某些食物后出现恶心、呕吐、腹泻、腹痛等。胃肠道过敏者同呼吸道过敏者一样，也多属于阳虚体质，应以温补脾胃阳气的方法治疗。

4. 肾脏过敏

肾脏过敏发生的比例虽然比前几个少，但却往往来得更重。有种血管过敏性疾病叫过敏性紫癜，就可以引起肾脏的血管过敏，而出现血尿、蛋白尿，严重者可以出现肾功能衰竭。因为血尿在中医认为系小肠有热，因此，对于紫癜性肾炎的治疗，应该使用凉血活血法。

其实，过敏可以发生在人体的任何一个部位和脏器，在我们的皮肤出现红斑时，我们的内脏可能也会出现大片的充血；在气管黏膜发生水肿、充血、痉挛而表现为呼吸困难、气喘不止的同时，我们的血管也可能在发生变化。

四、特禀体质养生原则：补益肺脾

1. 饮食养生

属于特禀体质的，饮食宜清淡、均衡，粗细搭配适当，荤素配伍合理。可多食益气的食物，如糯米、燕麦、大枣、山药、莲子、黄芪等（表8-1、表8-2）。

表8-1　特禀体质宜食食物——谷物类

谷物名称	性味	功效	主治
糯米	性温，味甘	补中益气，温补脾胃	气虚盗汗
燕麦	性平，味甘	补益脾胃	病后体弱，食欲不振

表8-2　特禀体质宜食中药

药材名称	性味	功效	主治
山药	性平，味甘	益气养阴，补脾肺肾	脾虚食少，大便溏泄，肺虚喘咳

药材名称	性味	功效	主治
黄芪	性微温,味甘	补中益气,固表利水	脾胃虚弱,食少倦怠,气虚血脱,表虚自汗盗汗
大枣	性温,味甘	补中益气,养血安神	脾气虚弱,消瘦,倦怠乏力
莲子	性平,味甘、涩	补脾止泻,益肾涩精,养心安神	脾虚泄泻

应避免食用腥膻发物及含致敏物质的食物。可以用药膳来调理,如固表粥:乌梅 15 克、黄芪 20 克、当归 12 克放砂锅中加水煎开,再用小火慢煎成浓汁,取出药汁后,再加水煎开后取汁,用汁煮粳米 100 克成粥,加冰糖趁热食用。葱白红枣鸡肉粥:粳米 100 克、大枣 10 枚(去核)、连骨鸡肉 100 克分别洗净;姜切片;香菜、葱切末。锅内加水适量,放入鸡肉、姜片大火煮开。然后放入粳米、大枣熬 45 分钟左右。最后加入葱白、香菜,调味。可用于过敏性鼻炎见鼻塞、喷嚏、流清涕。

2. 精神养生

特禀体质者勿过于紧张,乐观对待,积极锻炼身体,增强体质。

心养:特禀体质者适应能力差,宿疾反复发作,有的过敏原还一时难以查清,所以心灵常常受到重创,苦不堪言。家族性过敏者,往往会持续一生;过敏体质引起的过敏性鼻炎、过敏性哮喘、过敏性紫癜、湿疹、风疹块等过敏性疾病,属于中医可调的范围,治疗要打持久战,要有信心,心态要平和,不宜操之过急。消极悲观不利于过敏体质的改善和纠正。

神养:大多数特禀体质者对外界环境适应力较差。精神上会出现不同程度的敏感、内向、多疑问、焦虑、压抑等反应,可采取疏导、转移等方法对待。

3. 起居养生

　　避免接触过敏原，居室宜通风良好。保持室内清洁，被褥、床单经常洗晒，可防止对尘螨过敏。室内装修后不宜立即入住，应打开窗户，让甲醛等挥发干净后再搬进新居。春季室外花粉较多时，减少室外活动时间，可防止对花粉过敏。不宜养宠物，以免动物皮毛引起过敏。起居应有规律，保持充足的睡眠。加强体育锻炼，增强体质。天气寒冷时锻炼要注意防寒保暖，防止感冒。

4. 药物调治

　　选用玉屏风散。

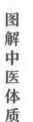
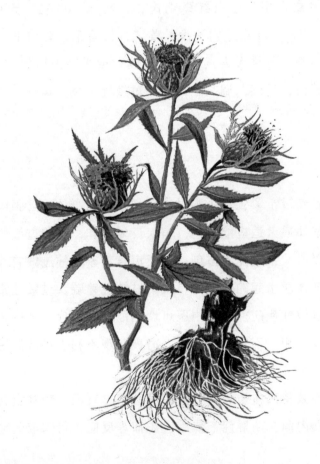

白术

玉屏风散可敛汗固表，是体质虚弱者预防感冒等感染性疾病的良方。玉屏风散由黄芪、白术、防风三味中药组成，前两味药，以扶正为主，而防风则以祛邪为主，本方剂正是"标本兼治"的巧妙结合。它可以提升患者的"正气"以抵御外邪，适用于健康人和亚健康人。此外，还能治疗症状较轻的早期感冒，比如伤风后出现鼻塞、怕冷等症状。

中医方剂里有"玉屏组合少而精，芪术防风鼎足行"之说，意思就是玉屏风散药味组成少而精。

黄芪是健脾补气药的代表，于内，可大补脾肺之气，于外，可固表止汗，特别适合治疗肌表卫气不固导致的体虚盗汗，是方中的主药。

白术则能健脾益气，帮助黄芪加强益气固表的功能，为辅药。

防风异名叫"屏风"，可以解表祛风。

研究还表明，玉屏风散具有调节人体免疫力的之功效，有中成药中的"丙种球蛋白"美称，现代临床在内、外、妇、儿等各科疾病中得到广泛的应用。玉屏风散，被称为中药免疫调节剂。治虚人腠理不固，易感风邪。

5. 经络调养

选穴：主选足太阳膀胱经的穴位。

《灵枢·经脉》载："经脉者，所以能决死生，处百病，调虚实，不可不通。"足见经脉与我们的健康息息相关。足太阳膀胱经是最长的一条经脉，几乎贯通全身，本经腧穴可主治泌尿生殖系统、精神神经系统、呼吸系统、循环系统、消化系统的病症及本经所过部位的病症。

背部的足太阳膀胱经上有许多背俞穴，与体内的五脏六腑相对应，位于脊椎左右各旁开一寸半，经常按压这些穴位可以调节脏腑功

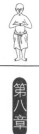

能。尤其是加强对肺俞、脾俞、肾俞的刺激可以改善过敏体质，坚持每天按摩，每个穴位 3~5 分钟，有酸胀感觉即可，就会对改善体质有很大帮助。

另外，对于皮肤过敏可取血海、膈俞；呼吸道过敏，可取迎香、肺俞；胃肠道过敏，可取足三里、中脘；肾脏过敏，可取肾俞、关元。

图解中医体质养生

养生篇

第九章

平和体质养生

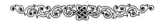

一、平和体质的主要表现

平和体质是先天禀赋良好，后天调养得当，以体态适中，面色红润，精力充沛，脏腑功能状态强健壮实为主要特征的一种体质状态。平和体质以平为期，以和为贵，就像人们手中的天平，健康的指针基本在正中的"0"刻度左右摆动，是最为理想的一种体质类型。但如果平和体质者自恃身体棒，通宵工作或玩乐，白天打蔫或酣睡，或慵懒安逸，或饮食不节，长此以往，平将不平。因此，平和体质重在维护。如果每日能够按时作息，饮食新鲜多样，坚持锻炼，那么不用刻意追求补养或调理，便能长期保持这种体质的最佳状态。

二、平和体质养生原则：坚持锻炼，重在维护

1. 饮食养生

饮食五味贵在有节，首先不要多食或偏嗜。《素问·上古天真论》

云："饮食有节，起居有常……病安从来。"《外台秘要》说："五味入口，不欲偏多，偏多则损人腑脏，故曰酸多即伤脾，苦多即伤肺，辛多即伤肝，咸多即伤心，甘多即伤肾，此即五行自然之理。""饮食自倍，肠胃乃伤"，饮食过量则损伤脾胃，导致元气不足，变生他患。"饮食有节"，以养脾气，脾气得补，中州健运，祛病增寿。饮食不可过杂，慎食华而脂肥及酥酪膏肉之类。饮食不宜过热过冷，《灵枢·师传》云："食饮者，热无灼灼，寒无沧沧，寒温中适，故气将持，乃不致邪僻也。"因此，饮食要有节制，不要饥一顿饱一顿，还要避免摄入过冷过热或者不干净的食物，粗细粮食要搭配合理，多吃五谷杂粮、蔬菜瓜果，少食过于油腻及辛辣之物，注意戒烟限酒。

2. 精神养生

养生是历代名人志士反复强调的主题，中医养生的大部分理念和方法也比较容易理解和实施，但为什么需反复强调，且说来容易做来难呢？原因是多方面的。魏晋名士嵇康曾概括指出，养生有五难，而名列第一的就是"名利不灭"，名列其后的其他四难分别是喜怒不除、声色不去、滋味不绝、神虑转发。中医养生之所以难以身体力行，最大的敌人就是自己，就是名利思想过重。情志因素是中医病因学中导致人体患病的重要一类。因此，注意精神方面的养护，心态的调整，这既是防病、保健的重要方法，也是帮助患者康复的重要方法。"口中言少，心头事少；肚中食少，自然睡少；依此四少，神仙可了。"这首诗流传很广，是历代养生学家的座右铭。

古人非常讲究"养神"，他们认为少说话和少想事对养神也即养生有益。现在这话当然要分析着看，对老年人而言，必要的交流和思考对延缓衰老也是有益的。当然，对那些会引发是非的话要少说，对那些没有意义的事要少想。"肚中食少"是指吃饭要有节制，不要过量，以不吃太饱为好。这个观点是古代不少养生学家都提倡的，直到现在也很有意义。"自然睡少"，意思是不必睡很长的时间，但要睡好，用现代的语言说就是要提高睡眠的质量，这样睡的时间虽短，但休息得却很充分。

3. 起居养生

生活应有规律，不要过度劳累。饭后宜缓行百步，不宜食后即睡。作息应有规律，应劳逸结合，保证有充足的睡眠时间。根据年龄和性别，参加适度的运动，如年轻人可适当跑步、打球，老年人可适当散步、打太极拳等。

4. 四季养生

（1）春季养生，夜卧早起

春季是指立春至立夏前一天的三个月时间，在这段时间里，随着阳气的逐渐生长、阴气的逐渐衰退，天气也由寒转暖，万物也萌发生机。《黄帝内经》中的《素问·四气调神大论篇》这样写道："春三月，此谓发陈，天地俱生，万物以荣。夜卧早起，广步于庭，被发缓行，以使志生，生而勿杀，予而勿夺，赏而勿罚，此春气之应，养生之道也。逆之则伤肝，夏为寒变，奉长者少。"其大意是指春季的三月时间里，阳气开始生长，万物萌发生机，人们应当晚睡早起，多进行轻柔而舒展的运动以应春生之气。

（2）夏季养生，晚睡早起

夏季是指立夏至立秋前一天的三个月时间，在这段时间里，随着阳气逐渐长至极致而阴气也渐渐衰无，但是在阳气到极致的时候，阴气也开始生长。这段时间里天气逐渐变得炎热，万物生长至盛况。《黄帝内经》中的《素问·四气调神大论篇》这样写道："夏三月，此谓蕃秀，天地气交，万物华实。夜卧早起，无厌于日；使志无怒，使华英成秀；使气得泄，若所爱在外，此夏气之应，养长之道也，逆之则伤心，秋为痎疟，奉收者少。"其大意是指夏季的三月时间里，阳气渐盛，万物长极，人们应当晚睡早起，适量进行有一定强度的运动以应夏长之气。既

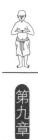

不宜压制这种膨胀的生气，也不宜使这种生气膨胀开来，使夏长之气在约束之下长至盛状。

（3）秋季养生，早睡早起

秋季是指立秋至立冬前一天的三个月时间，在这段时间里，随着阴气的逐渐生长、阳气的逐渐衰退，天气也由暖转寒，万物也逐渐凋零。《黄帝内经》中的《素问·四气调神大论篇》这样写道："秋三月，此谓容平，天气以急，地气以明。早卧早起，与鸡俱兴；使志安宁，以缓秋刑；收敛神气，使秋气平；无外其志，使肺气清，此秋气之应，养收之道也。逆之则伤肺，冬为飧泄，奉藏者少。"其大意是指秋季的三月时间里，阴气开始生长，万物逐渐衰败，人们应当早睡早起，使思想意识趋于平静，精神收敛，平心静气。

（4）冬季养生，早卧晚起

冬季是指立冬至立春前一天的三个月时间，在这段时间里，随着阴气逐渐长至极致而阳气也渐渐衰无，但是在阴气到极致的时候，阳气也开始生长。《黄帝内经》中的《素问·四气调神大论篇》这样写道："冬三月，此谓闭藏，水冰地坼，无扰乎阳。早卧晚起，必待日光；使志若伏若匿，若有私意，若已有得；去寒就温，无泄皮肤，使气亟夺，此冬气之应，养藏之道也，逆之则伤肾，春为痿厥，奉生者少。"其大意是指冬季的三月时间里，阴寒之气达到鼎盛，在这样阴寒鼎盛的环境里，作为生命体应该不要使身体的阳气过多地消耗，多多接触阳气较盛的物体和环境，不要让身体过多地暴露在阴寒的环境之下。情志上也应当较秋季进一步收敛。"若伏若匿，若有私意，若已有得"自然不同于"伏、匿，有私意，已有得"，后者是真正、绝对的闭藏，而前者却不是真正的从本质上的闭藏。所以在冬季的养生里我们还是应该强调适量运动。

图解中医体质养生 养生篇

5. 经络调养

选穴：足三里。

可以点按、艾灸足三里穴。艾灸足三里，是足三里保健最经典的方法。民间有"艾灸足三里，胜吃老母鸡"之说。常灸之保健防病，延年益寿，增强体力，解除疲劳，预防衰老，对结核病、感冒、高血压、低血压、动脉硬化、冠心病、心绞痛、风心病、肺心病、脑出血等都有防治作用。对体质虚弱者，尤其是肠胃功能不好，抵抗力低的人宜用此法增强体质。对足三里施灸时，取清艾条一根。将其点燃后，靠近足三里熏烤，艾条距穴位约 3 厘米，如局部有温热舒适感觉，就固定不动，每次灸 10 ~ 15 分钟，以灸至局部稍有红晕为度，隔日施灸 1 次，每月灸 10 次即可。经常点按足三里穴也能起到保健作用。

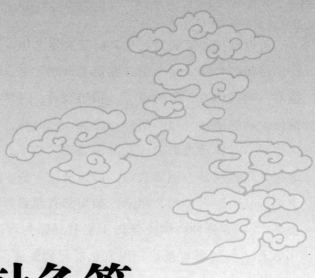

针灸篇

第一章　中医体质养生常用穴位

第二章　毫针刺法

第三章　灸法

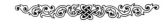

第一章

中医体质养生常用穴位

第一节 手太阴肺经主要腧穴

本经共十一穴，起于中府穴，止于少商穴，主治呼吸系统病症和本经脉所经过部位的病症。本经腧穴分别为：中府、云门、天府、侠白、尺泽、孔最、列缺、经渠、太渊、鱼际、少商。

1. 中府 Zhōngfǔ

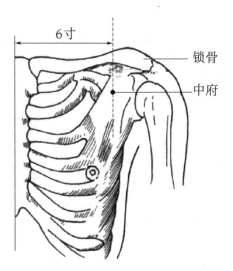

【类属】 手足太阴之会。

【定位】 在胸前壁外上方，云门穴下1寸，平第1肋间隙，距前正中线6寸。

【取法】 正坐位，以手叉腰，先取锁骨外端下方凹陷处的云门穴，当云门穴直下约1寸，与第1肋间隙平齐处是穴。

【解剖】 由浅到深分别为皮肤、皮下组织、胸大肌、胸小肌。分布的神经血管为锁骨上神经中间支、胸前神经胸肌支、胸肩峰动脉的终末和胸肩峰动脉胸肌支。

【刺法】 向外斜刺 0.5～0.8 寸。针感为局部酸胀，可向前胸及上肢放散。

【灸法】 艾条灸或温针灸 15～20 分钟。

【主治】 支气管炎，支气管哮喘，肺炎，肺脓肿，肺结核，支气管扩张，肋间神经痛。肺与支气管疾患，常可在此穴出现压痛，具有一定的诊断价值。

【注意事项】 不宜直针、深刺或向内斜刺，以免刺伤胸膜、肺脏，造成意外。

2. 尺泽 Chǐzé

【类属】 五输穴之一，本经合穴，属水。

【标准定位】 在肘横纹中，肱二头肌腱桡侧凹陷中。

【取法】 仰掌，微屈肘，在肘关节掌面，肘横纹桡侧端取穴。

【解剖】 由浅到深分别为皮肤、皮下组织、肱桡肌、肱肌。分布的神经血管为前臂外侧皮神经、桡神经、头静脉。

【刺法】 直刺：0.5～1.0 寸。针感为局部酸胀，或者触电样感向前臂或手部放散。点刺：可用三棱针或粗毫针点刺出血，用于急性吐泻。

【灸法】 艾条灸或温针灸 15～20 分钟。

【主治】 感冒，咯血，咽炎，扁桃体炎，肺炎，支气管炎，支气管哮喘，胸膜炎，急性胃肠炎，脑血管病后遗症，精神病，小儿抽搐。

【注意事项】 不宜瘢痕灸，以免因瘢痕而影响肘关节活动。针刺肘弯要掌握深度，若太深，刺入穴下血管引起内出血，可造成手臂不能屈伸。

3. 孔最 Kǒngzuì

【类属】 手太阴之郄穴。

【定位】 在前臂掌面桡侧，在尺泽与太渊连线上，腕横纹上7寸。

【取法】 伸臂仰掌取穴。

【解剖】 由浅到深分别为皮肤、皮下组织、肱桡肌、桡侧腕屈肌、旋前圆肌、指浅屈肌、拇长屈肌。分布的神经血管为前臂外侧皮神经、桡神经、正中神经、头静脉内侧。

【刺法】 直刺0.5～0.8寸。针感为局部酸胀沉重，有针感向前臂放散。

【灸法】 艾条灸或温针灸15～20分钟。

【主治】 咽喉炎，扁桃体炎，肺炎，支气管炎，哮喘，咯血，肺结核，肋间神经痛，鼻衄，肘臂疼痛，手关节痛等。

4. 列缺 Lièquē

【类属】 本经络穴；八脉交会穴之一，交任脉。

【定位】 在前臂桡侧缘，桡骨茎突上方，腕横纹上1.5寸，当肱桡肌与拇长展肌腱之间。

【取法】 以左右两手虎口交叉，一手示指押在另一手的桡骨茎突上，当示指尖到达之凹陷处是穴。

【解剖】 由浅到深分别为皮肤、皮下组织、拇长展肌腱、旋前方肌、桡骨。分布的神经血管为前臂外侧皮神经、桡神经浅支、桡动脉、桡静脉。

【刺法】 向上斜刺0.2～0.3寸。针感为局部酸胀、沉重，或向肘、肩部放散。

【灸法】 艾条灸或温针灸15～20分钟。

【主治】 感冒，哮喘，鼻炎，偏头痛，面瘫，三叉神经痛，颈椎病，落枕，腕关节疼痛，遗精，牙痛，高血压。

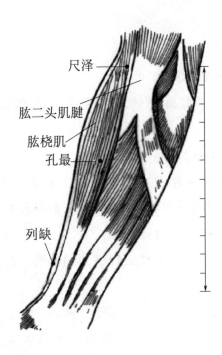

尺泽————

肱二头肌腱————

肱桡肌————

孔最————

列缺————

5. 太渊 Tàiyuān

【类属】　五输穴之一，本经输穴，属土；八会穴之一，脉会穴。

【定位】　在腕掌侧横纹桡侧，当桡侧腕屈肌腱与拇长伸肌腱之间凹陷处。

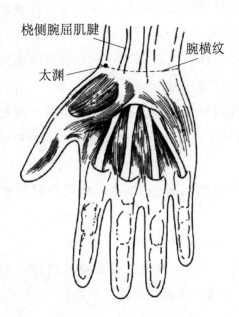

桡侧腕屈肌腱————

腕横纹

太渊————

【取法】 仰掌，当掌后第一横纹上，用手摸有脉搏跳动处的桡侧凹陷者中是穴。

【解剖】 由浅到深分别为皮肤、皮下组织、桡侧腕屈肌腱与拇长展肌腱之间。分布的神经血管为正中神经支、前臂外侧皮神经、桡神经浅支、头静脉、桡动脉掌浅支。

【刺法】 直刺0.2～0.3寸。针感为局部麻胀。针刺时避开桡动脉。

【灸法】 艾条灸或温针灸15～20分钟。

【主治】 感冒，哮喘，肺结核，扁桃体炎，肺炎，无脉症，脉管炎，结膜炎，血管性头痛，肋间神经痛，腕关节疼痛，膈肌痉挛。

第二节　手阳明大肠经主要腧穴

本经共二十穴，起于商阳穴，止于迎香穴。主治眼、耳、口、牙、鼻、咽喉等疾病和本经脉所经过部位的病症。本经腧穴分别为：商阳、二间、三间、合谷、阳溪、偏历、温溜、下廉、上廉、手三里、曲池、肘髎、手五里、臂臑、肩髃、巨骨、天鼎、扶突、口禾髎、迎香。

1. 合谷 Hé gǔ

【类属】 大肠经原穴。

【定位】 在手背，第一、二掌骨之间，当第二掌骨桡侧之中点处。

【取法】 拇、示两指张开，以另一手的拇指关节横纹放在虎口上并屈曲，拇指端处是穴；拇指内收，其余四指并拢，在第一、二掌骨间肌肉最高处取穴。

【解剖】 由浅到深分别为皮肤、皮下组织、第一骨间背侧肌、拇收肌。分布的神经血管为指背侧神经，桡神经浅支，掌深动脉，指背静脉网。

【刺法】 直刺0.5～1.0寸。针感为局部酸胀，可扩散至肘、肩；向劳宫或后溪透刺，手掌酸麻至指端。

【灸法】　艾条灸或温针灸 15～20 分钟。

【主治】　感冒，头痛，扁桃体炎，牙痛，面神经麻痹，呃逆，小儿惊厥，腕关节痛，痛经，闭经，滞产。

【注意】　针尖不宜偏向腕侧，以免刺破手背静脉网和掌动脉弓而引起出血。孕妇不宜针刺。

2. 阳溪 Yángxī

【类属】　五输穴之一，本经经穴，属火。

【定位】　在腕关节桡侧，当拇短伸肌腱与拇长伸肌腱之间凹陷处。

【取法】　拇指上翘，在手腕桡侧，当两筋之间取穴。

【解剖】　由浅到深分别为皮肤、皮下组织、腕背侧韧带、拇短伸肌腱与拇长伸肌腱之间。分布的神经血管为桡神经浅支、前臂外侧皮神经、桡动脉腕背支、头静脉。

【刺法】　直刺 0.5～0.8 寸。针感为局部酸胀。

【灸法】　艾条灸或温针灸 15～20 分钟。

【主治】　桡骨茎突狭窄性腱鞘炎，腕关节周围软组织疾病，耳鸣，结膜炎。

【注意】　不宜瘢痕灸。

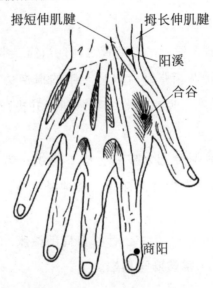

3. 曲池 Qǔchí

【类属】 五输穴之一，本经合穴，属土。

【定位】 屈肘，在肘横纹桡侧凹陷处。

【取法】 屈肘成直角，当肘弯横纹尽头处，相当于尺泽与肱骨外上髁上连线的中点处。

【解剖】 由浅到深分别为皮肤、皮下组织、前臂筋膜、桡侧腕长伸肌、肱桡肌、肱肌。分布的神经血管为桡神经、前臂背侧皮神经、肌皮神经、桡返动脉分支。

【刺法】 直刺 0.8～1.2 寸。针感为局部酸胀，可扩散至肩部或手指。每日按压曲池穴 1～2 分钟，有预防高血压的作用。

【灸法】 艾条灸或温针灸 15～20 分钟。

【主治】 肩周炎，肘关节痛，腹痛，腹泻，便秘，荨麻疹，乳腺炎，高血压。

【注意】 针刺较深时，感觉手下有搏动感时要及时调整方向和角度，以防刺破深部动脉；不宜瘢痕灸。

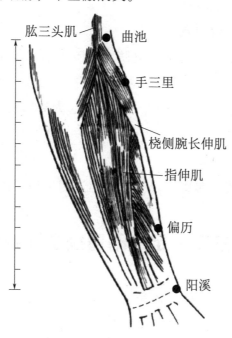

4. 迎香 Yíngxiāng

【类属】 手足阳明之会。

【定位】 在鼻翼外缘中点旁开，当鼻唇沟中。

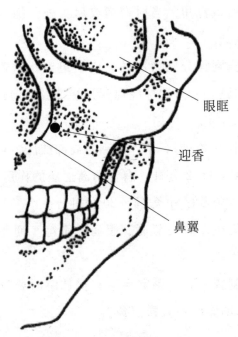

眼眶

迎香

鼻翼

【取法】 仰坐位取穴。

【解剖】 由浅到深分别为皮肤、皮下组织、提上唇肌。分布的神经血管为上颌神经、面神经、面动脉。

【刺法】 向上平刺 0.3～0.5 寸，针感为局部酸胀扩散至鼻部，有眼泪流出。

【灸法】 不宜灸。

【主治】 鼻炎，鼻衄，鼻息肉，胆道蛔虫病，面神经麻痹。

第三节　足阳明胃经主要腧穴

本经共四十五穴，起于承泣穴，止于厉兑穴。主治眼、口、齿、鼻、咽喉、胃肠等腹部疾病和本经脉所经过部位的病症。

1. 四白 Sìbái

【定位】　在面部，瞳孔直下，当眶下孔凹陷处。

【取法】　正坐或仰卧位取穴。

【解剖】　由浅到深分别为皮肤、皮下组织、眼轮匝肌、提下唇肌、眶下孔。分布的神经血管为眶下神经、眶下动脉和静脉、面神经颧支、面神经颊支。

【刺法】　直刺 0.3～0.5 寸。针感为局部酸胀。

【灸法】　艾条灸 5～10 分钟。

【主治】　近视，胆道蛔虫病，眼科手术针麻常用穴之一。

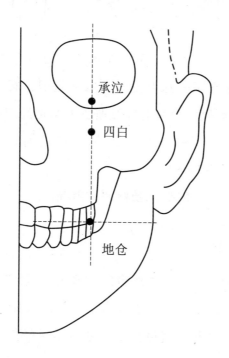

承泣

四白

地仓

2. 天枢 Tiānshū

【类属】　大肠之募穴。

【定位】　在腹中部，距脐中 2 寸。

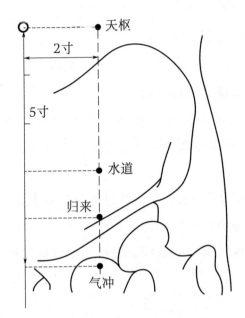

【取法】 仰卧位，先取任脉的神阙穴，旁边 2 寸处即是该穴。

【解剖】 由浅到深分别为皮肤、皮下组织、腹直肌、腹直肌鞘、腹横筋膜、腹膜下筋膜。分布的神经血管为胸神经前支、脐周静脉网。

【刺法】 直刺 0.5～0.8 寸。针感为局部酸胀。

【灸法】 艾条灸 10～20 分钟。

【主治】 胃肠炎，痢疾，肠麻痹，痛经。

3. 足三里 Zúsānlǐ

【类属】 五输穴之一，本经合穴，属土；胃经之下合穴。

【定位】 在小腿前外侧，当犊鼻下 3 寸，犊鼻与解溪连线上。

【取法】 正坐屈膝，犊鼻直下 3 寸，距离胫骨前嵴一横指处即是该穴。

【解剖】 由浅到深分别为皮肤、皮下组织、胫骨前肌、小腿骨间膜、胫骨后肌。分布的神经血管为腓肠外侧皮神经、腓深神经、胫前动脉、胫前静脉。

【刺法】 直刺 0.8～1.2 寸。针感为局部酸胀，或传导至足。

图解中医体质养生

针灸篇

【灸法】 艾条灸 10～20 分钟。

【主治】 胃肠炎，高血压，阳痿，体质虚弱。

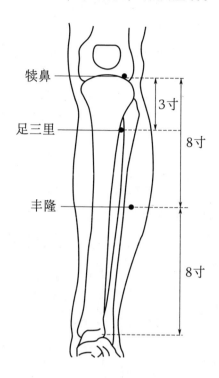

4. 丰隆 Fēnglóng

【类属】 本经络穴。

【定位】 在小腿前外侧，当外踝尖上 8 寸，胫骨前肌外缘。

【取法】 正坐屈膝或仰卧位，条口外，距胫骨前缘二横指处即是该穴。

【解剖】 由浅到深分别为皮肤、皮下组织、趾长伸肌、踇长伸肌、小腿骨间膜、胫骨后肌。分布的神经血管为腓肠外侧皮神经、腓深神经、胫前动脉、胫前静脉。

【刺法】 直刺 0.8～1.2 寸。针感为局部酸胀，或传导至足。

【灸法】 艾条灸 10～20 分钟。

【主治】 癫痫，高血压，肥胖病。

第四节　足太阴脾经主要腧穴

本经共二十一穴，起于隐白穴，止于大包穴。主治胃肠等腹部疾病和本经脉所经过部位的病症。

1. 隐白 Yǐnbái

【类属】　五输穴之一，本经井穴，属木。

【定位】　在足大趾末节内侧，距趾甲角 0.1 寸。

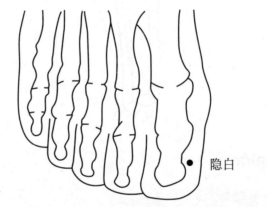

隐白

【取法】　坐垂足或仰卧，于足大趾爪甲内侧缘线与基底部线之交点处取穴。

【解剖】　由浅到深分别为皮肤、皮下组织、指甲根。分布的神经血管为足背内侧皮神经，趾背动、静脉。

【刺法】　浅刺 0.1～0.2 寸。针感为局部胀痛。或三棱针点刺出血。

【灸法】　艾条灸 5～10 分钟。

【主治】　功能性子宫出血，休克，癔病。为十三鬼穴之一，治疗癫狂病证效果较好。

【注意】　孕妇慎刺；不宜瘢痕灸。

2. 公孙 Gōngsūn

【类属】 本经络穴；八脉交会穴之一，交冲脉。

【定位】 在足内侧缘，当第一跖骨基底前下缘，赤白肉际处。

【取法】 正坐垂足或仰卧，于足大趾内侧后方，正当第一跖骨基底内侧的前下方，距太白穴1寸处取穴。

【解剖】 由浅到深分别为皮肤、皮下组织、踇展肌腱、踇短屈肌。分布的神经血管为足背内侧皮神经、足底内侧神经。

【刺法】 直刺0.3～0.5寸。针感为局部酸胀，可扩散至足底。

【灸法】 艾条灸10～20分钟。

【主治】 神经性呕吐，消化不良，子宫内膜炎，肋间神经痛。

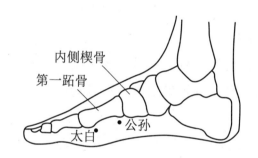

3. 三阴交 Sānyīnjiāo

【类属】 交会穴之一，足太阴、厥阴、少阴之会。

【定位】 在小腿内侧，当足内踝尖上3寸，胫骨内侧缘后方。

【取法】 正坐或仰卧，内踝尖直上4横指（一夫法）处，胫骨内侧面后缘取穴。

【解剖】 由浅到深分别为皮肤、皮下组织、趾长屈肌腱、踇长屈肌腱。分布的神经血管为隐神经、胫

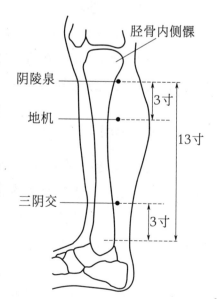

神经、大隐静脉、胫后动脉、胫后静脉。

【刺法】 直刺 0.8～1.0 寸。针感为局部酸胀，或有麻电感向足底放散。

【灸法】 艾条灸 10～20 分钟。

【主治】 胃肠炎，遗尿，痛经，更年期综合征，高血压，荨麻疹。

【注意】 孕妇禁针。

4. 阴陵泉 Yīnlíngquán

【类属】 五输穴之一，本经合穴，属水。

【定位】 在小腿内侧，当胫骨内侧髁后下缘凹陷处。

【取法】 正坐屈膝或仰卧，于膝部内侧，胫骨内侧髁后下方约胫骨粗隆下缘平齐处取穴。

【解剖】 由浅到深分别为皮肤、皮下组织、缝匠肌腱、半膜肌及半腱肌腱、腘肌。分布的神经血管为股神经、隐神经、膝下内动脉、大隐静脉。

【刺法】 直刺 1.0～1.5 寸，针感为局部酸胀，可扩散至足部。

【灸法】 艾条灸 5～10 分钟。

【主治】 尿潴留，遗精，肠炎，月经不调，神经性皮炎，膝关节炎，下肢麻痹。

5. 血海 Xuèhǎi

【定位】 屈膝，在大腿内侧，髌底内侧端上 2 寸，当股四头肌内侧头的隆起处。

【取法】 正坐屈膝，于髌骨内上缘上 2 寸，当股内侧肌突起中点处取穴；或正坐屈膝，医生面对患者，用手掌按在患者对侧膝盖骨上，掌心对准膝盖骨顶端，指尖朝上，拇指

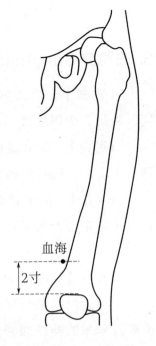

血海

2寸

向内侧，拇指尖所到之处即是该穴。

【解剖】 由浅到深分别为皮肤、皮下组织、股内侧肌。分布的神经血管为股神经、隐神经、膝上内动脉、大隐静脉。

【刺法】 直刺 1.0～2.0 寸。针感为局部酸胀，可向髌部放散。

【灸法】 艾条灸 10～20 分钟。

【主治】 月经不调，功能性子宫出血，荨麻疹，神经性皮炎。

6. 大包 Dàbāo

【类属】 脾之大络。

【定位】 在侧胸部，腋中线上，腋下 6 寸，当第六肋间隙中。

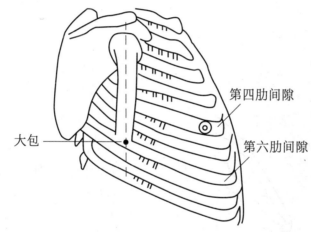

大包

第四肋间隙

第六肋间隙

【取法】 侧卧举臂，第六肋间隙之腋中线上即是该穴。

【解剖】 由浅到深分别为皮肤、皮下组织、前锯肌、第六肋间肌、胸内筋膜。分布的神经血管为胸长神经、肋间神经、胸腹壁浅静脉、胸外侧动脉、胸外侧静脉。

【刺法】 斜刺或向后平刺 0.5～0.8 寸。针感为局部酸胀。

【灸法】 艾条灸 10～20 分钟。

【主治】 哮喘，心内膜炎，胸膜炎，肋间神经痛，全身疼痛无力。

【注意】 该穴位深部有胸膜腔、肺、肝、胃，故必须掌握进针方向和深度，应循肋骨的长轴方向，勿与其长轴垂直刺入。避免刺破壁膜和相应脏器。

第五节　手少阴心经主要腧穴

本经共九穴，起于极泉穴，止于中冲穴。主治心胸循环系统疾病和本经脉所经过部位的病症。

1. 神门 Shénmén

【类属】　五输穴之一，本经输穴，属土；心之原穴。

【定位】　在腕部，腕掌侧横纹尺侧端当尺侧腕屈肌腱的桡侧缘凹陷处。

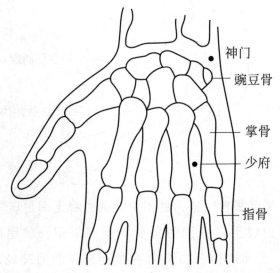

神门
豌豆骨
掌骨
少府
指骨

【取法】　仰掌，于豌豆骨后缘桡侧，当掌后第一横纹上取穴。

【解剖】　由浅到深分别为皮肤、皮下组织、尺侧腕屈肌腱桡侧缘。分布的神经血管为前臂内侧皮神经、尺神经、尺动脉、尺静脉。

【刺法】　直刺 0.3～0.5 寸或向上平刺 1.0～1.5 寸透灵道穴。针感为局部酸胀并可有麻电感向指端放散。

【灸法】　艾条灸 5～10 分钟。

【主治】　心绞痛，心律不齐，失眠，神经衰弱，癔病。

2. 少冲 Shàochōng

【类属】 五输穴之一,本经井穴,属木。

【定位】 在手小指末节桡侧,距指甲根角 0.1 寸。

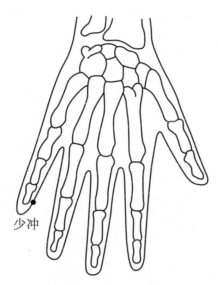

少冲

【取法】 微握拳,掌心向下,小指上翘,于小指爪甲桡侧缘与基底部各作一线,两线相交处取穴。

【解剖】 皮肤→皮下组织→指甲根。皮薄,有尺神经的指背支分布。皮下筋膜较致密,有少量的纤维束连于皮肤的真皮层和指骨的骨膜,除有尺神经的指背支经过外,还有指掌侧固有动脉的指背支和掌背动脉的指背动脉形成的血管网。

【刺法】 浅刺 0.1～0.2 寸。针感为局部胀痛。或用三棱针点刺出血。

【灸法】 艾条灸 5～10 分钟。

【主治】 休克,小儿惊厥,高热,心绞痛。

第六节　手太阳小肠经主要腧穴

本经共十九穴,起于少泽穴,止于听宫穴。主治小肠、心胸、咽喉、颈、面、五官疾病和本经脉所经过部位的病症。

1. 少泽 Shàozé

【类属】 五输穴之一，本经井穴，属金。

【定位】 在手小指末节尺侧，距指甲根角0.1寸。

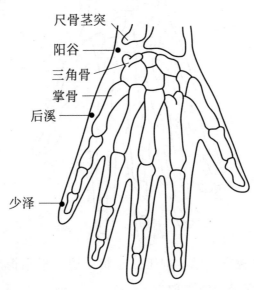

尺骨茎突
阳谷
三角骨
掌骨
后溪

少泽

【取法】 微握拳，掌心向下，伸直小指，于小指爪甲尺侧缘与基底部各作一线，两线相交处即是该穴。

【解剖】 由浅到深分别为皮肤、皮下组织、指甲根。分布的神经血管为指掌侧固有神经、指掌侧固有动脉、掌背动脉。

【刺法】 浅刺0.1～0.2寸。针感为局部胀痛。或三棱针点刺出血。

【灸法】 艾条灸5～10分钟。

【主治】 扁桃体炎，耳鸣，乳腺炎。

2. 后溪 Hòuxī

【类属】 五输穴之一，本经输穴，属木。八脉交会穴之一，交督脉。

【定位】 在手掌尺侧，微握拳，当小指本节（第五掌指关节）后的远侧掌横纹头赤白肉际。

【取法】 在手掌尺侧，微握拳，第五掌指关节后的远侧掌横纹头赤白肉际处即是该穴。

【解剖】 由浅到深分别为皮肤、皮下组织、小指展肌、小指短屈肌。分布的神经血管为尺神经手背支和手掌支、手背静脉网。

【刺法】 直刺 0.5～0.8 寸。针感为局部酸胀或向整个手掌部放散。

【灸法】 艾条灸 5～10 分钟。

【主治】 头痛，颈项痛，腰扭伤。

3. 养老 Yánglǎo

【类属】 本经郄穴。

【定位】 在前臂背面尺侧，当尺骨小头近端桡侧凹陷中。

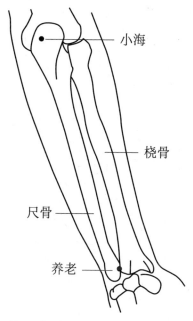

103

【取法】 屈肘，掌心向胸，在尺骨小头的桡侧缘上，与尺骨小头最高点平齐的骨缝中取穴。或掌心向下，用另一手指按在尺骨小头的最高点，然后掌拟转向胸部，当手指滑入的骨缝中即是该穴。

【解剖】 由浅到深分别为皮肤、皮下组织、前臂骨间膜。分布的神经血管为前臂后皮神经、腕背侧动脉网、贵要静脉、头静脉。

【刺法】 向上斜刺 0.5～0.8 寸。针感为手腕酸麻，可向肩肘放散。

【灸法】 艾条灸 10～20 分钟。

【主治】 急性腰扭伤，落枕，视力减退，膈肌痉挛。

第七节　足太阳膀胱经主要腧穴

本经共六十七穴，起于睛明穴，止于至阴穴。主治泌尿系统、生殖系统、消化系统、循环系统、呼吸系统疾病和本经脉所经过部位的病症。

1. 睛明 Jīngmíng

【类属】 交会穴之一，手足太阳、足阳明之会。

【定位】 在面部，目内眦角稍上方凹陷中。

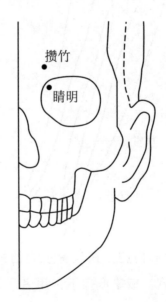

【取法】 正坐仰靠或仰卧位取穴。

【解剖】 由浅到深分别为皮肤、皮下组织、眼轮匝肌、内直肌。分布的神经血管为滑车上神经、内眦动脉、内眦静脉。

【刺法】 嘱患者闭目，医生用左手轻推眼球向外侧固定，右手持针缓慢刺入，紧靠眼眶直刺 0.3～0.5 寸，不提插捻转，局部酸胀，并扩散至眼球及其周围。出针时按压针孔片刻，避免内出血。

【灸法】 本穴禁灸。

【主治】 近视，青光眼，急性腰扭伤，尿崩症。

【注意】 本穴针刺不可过深。

2. 攒竹 Cuánzhú

【定位】 在面部，当眉头陷中，眶上切迹处。

【取法】 正坐仰靠或仰卧位。

【解剖】 由浅到深分别为皮肤、皮下组织、枕额肌、眼轮匝肌。分布的神经血管为滑车上神经、眶上动脉、眶上静脉。

【刺法】 直刺 0.1～0.3 寸，或透刺鱼腰穴。针感为局部麻胀。

【灸法】 此穴禁灸。

【主治】 头痛，面神经麻痹，急性结膜炎，腰肌扭伤，膈肌痉挛。

3. 肺俞 Fèishū

【类属】 背俞之一，肺之背俞穴。

【定位】 在背部，当第三胸椎棘突下，旁开1.5寸。

【取法】 俯卧位，于第三胸椎棘突下的身柱（督脉）旁开1.5寸处即是该穴。

【解剖】 由浅到深分别为皮肤、皮下组织、斜方肌、菱形肌、骶棘肌。分布的神经血管为脊神经后支、肋间动脉、肋间静脉。

【刺法】 向内斜刺 0.5～0.8 寸。针感为局部酸胀，可向肋间扩散。不可深刺，以防气胸。

【灸法】 艾条灸10～20分钟。

【主治】 感冒，哮喘，荨麻疹，痤疮。

【注意】 针刺时应向前内斜刺入骶棘肌中，以免刺伤胸膜及肺，引起气胸。

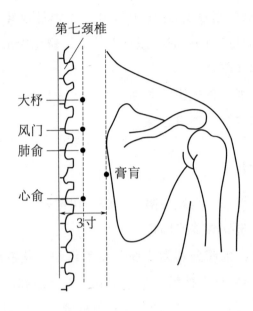

第七颈椎

大杼

风门

肺俞

膏肓

心俞

3寸

图解中医体质养生 针灸篇

4. 心俞 Xīnshū

【类属】 背俞之一，心之背俞穴。

【定位】 在背部，当第五胸椎棘突下，旁开1.5寸处。

【取法】 俯卧位，于第五胸椎棘突下神道穴旁开1.5寸处即是该穴。

【解剖】 由浅到深分别为皮肤、皮下组织、斜方肌、骶棘肌。分布的神经血管为脊神经后支、肋间动脉、肋间静脉。

【刺法】 向内斜刺0.5～0.8寸。针感为局部酸胀，可到达前胸。

【灸法】 艾条灸10～20分钟。

【主治】 冠心病，心律失常，癔病，肋间神经痛。

【注意】 同肺俞穴。

5. 膈俞 Géshū

【类属】 八会穴之一，血会膈俞。

【定位】 在背部，在第七胸椎棘突下，旁开 1.5 寸处。

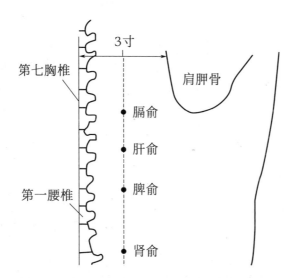

【取法】 俯卧位，于第七胸椎棘突下间至阳穴旁开 1.5 寸取穴，约与肩胛下角相平即是该穴。

【解剖】 由浅到深分别为皮肤、皮下组织、斜方肌、背阔肌、骶棘肌。分布的神经血管为脊神经后支、肋间动脉、肋间静脉。

【刺法】 向内斜刺 0.5～0.8 寸。针感为局部酸胀，可向肋间放散。

【灸法】 艾条灸 10～20 分钟。

【主治】 呕吐，膈肌痉挛，贫血，荨麻疹。

【注意】 不可深刺，以防气胸。

6. 肝俞 Gānshū

【类属】 背俞之一，肝之背俞穴。

【定位】 在背部，当第九胸椎棘突下，旁开 1.5 寸处。

【取法】 俯伏或俯卧位，于第九胸椎棘突下筋缩穴旁开 1.5 寸处

第一章　中医体质养生常用穴位

即是该穴。

【解剖】 由浅到深分别为皮肤、皮下组织、斜方肌、背阔肌、骶棘肌。分布的神经血管为脊神经后支、肋间动脉、肋间静脉。

【刺法】 向内斜刺 0.5～0.8 寸。针感为局部酸胀，可向肋间放散。

【灸法】 艾条灸 10～20 分钟。

【主治】 肝炎，胃炎，夜盲症，神经衰弱，月经不调。

【注意】 不可深刺，以防刺伤深部脏器。

7. 脾俞 Píshū

【类属】 背俞之一，脾之背俞穴。

【定位】 在背部，当第十一胸椎棘突下旁开 1.5 寸处。

【取法】 俯卧位，于第十一胸椎棘突下脊中穴旁开 1.5 寸处即是该穴。

【解剖】 由浅到深分别为皮肤、皮下组织、背阔肌、下后锯肌、骶棘肌。分布的神经血管为脊神经后支、肋间动脉、肋间静脉。

【刺法】 向内斜刺 0.5～0.8 寸。针感为局部酸胀，可向肋间放散。

【灸法】 艾条灸 10～20 分钟。

【主治】 肝脾肿大，功能性子宫出血，贫血，糖尿病。

【注意】 不可深刺，以防刺伤深部脏器。

8. 肾俞 Shènshū

【类属】 背俞之一，肾之背俞穴。

【定位】 在腰部，当第二腰椎棘突下，旁开 1.5 寸。

【取法】 俯卧位，先取与脐相对的命门穴，于命门穴旁开 1.5 寸处即是该穴。

【解剖】 由浅到深分别为皮肤、皮下组织、背阔肌、骶棘肌、腰方肌、腰大肌。分布的神经血管为脊神经后支、腰动脉背侧支、腰静脉背侧支。

【刺法】 直刺 0.8～1.0 寸。针感为腰部酸胀，有麻电感向臀及下肢放散。

【灸法】 艾条灸 10～20 分钟。

【主治】 肾绞痛，性功能障碍，腰腿疼痛。

9. 委中 Wěizhōng

【类属】 五输穴之一；本经合穴，属土；膀胱下合穴。

【定位】 在腘横纹中点，当股二头肌腱与半腱肌的中间。

【取法】 俯卧位取穴。

【解剖】 由浅到深分别为皮肤、皮下组织、腘筋膜、腘窝、腘斜韧带。分布的神经血管为股后皮神经、小隐静脉、胫神经、腘动脉、腘静脉。

【刺法】 直刺 1～1.5 寸。针感为麻、胀，可向下传导至足部。也可用三棱针点刺静脉出血。

【灸法】 艾条灸 10～20 分钟。

【主治】 胃肠炎，坐骨神经痛，腰背痛，急性腰扭伤。

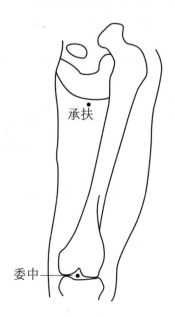

承扶

委中

10. 承山 Chéngshān

【定位】 在小腿后面正中，委中与昆仑之间，当伸直小腿或足跟上提时腓肠肌肌腹下出现尖角凹陷处。

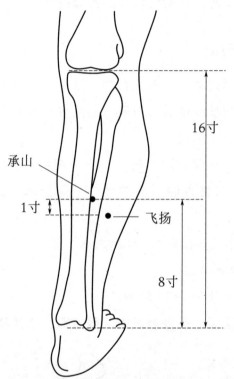

承山

1寸

飞扬

16寸

8寸

【取法】 俯卧位，下肢伸直，足趾挺而向上，其腓肠肌部出现人字陷纹，其尖下即是该穴。

【解剖】 由浅到深分别为皮肤、皮下组织、小腿三头肌、蹈长屈肌、胫骨后肌。分布的神经血管为胫神经、腓肠神经、小隐静脉、胫后动脉、胫后静脉。

【刺法】 直刺 0.8～1.2 寸。针感为局部酸胀，或扩散到腘窝，或有麻电感向足底放散。

【灸法】 艾条灸 10～20 分钟。

【主治】 腓肠肌痉挛，痔疮，便秘，痛经。

11. 昆仑 Kūnlún

【类属】　五输穴之一，本经经穴，属火。

【定位】　在足部外踝后方，当外踝尖与跟腱之间的凹陷处。

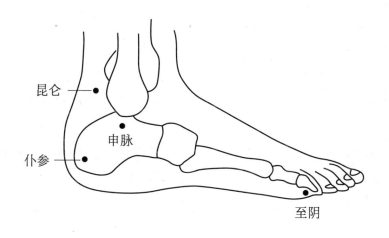

【取法】　卧位或正坐垂足取穴。

【解剖】　由浅到深分别为皮肤、皮下组织、腓骨长肌、腓骨长肌。分布的神经血管为腓肠神经、外踝后动脉、外踝后静脉、小隐静脉。

【刺法】　直刺 0.5～0.8 寸。针感为局部酸胀或向足趾放散。

【灸法】　艾条灸 5～10 分钟。

【主治】　踝关节扭伤，坐骨神经痛，头痛，高血压。

【注意】　孕妇禁针。

12. 申脉 Shēnmài

【类属】　八脉交会之一，交阳跷脉。

【定位】　在足外侧部，外踝直下方凹陷中。

【取法】　正坐垂足或仰卧位，在外踝直下 0.5 寸即是该穴。

【解剖】　由浅到深分别为皮肤、皮下组织、腓骨肌下支持带、腓骨长肌、腓骨短肌。分布的神经血管为腓肠神经、外踝动脉网。

【刺法】　直刺或略下斜刺 0.2～0.3 寸。针感为局部酸胀。

【灸法】　艾条灸 5～10 分钟。

【主治】　头痛，癫痫，落枕，坐骨神经痛。

13. 至阴 Zhìyīn

【类属】　五输穴之一，本经井穴，属金。

【定位】　在足小趾末节外侧，距趾甲角 0.1 寸。

【取法】　正坐垂足着地或仰卧位，于足小趾爪甲外侧缘与基底部各作一线，两线交点处即是该穴。

【解剖】　由浅到深分别为皮肤、皮下组织、指甲根。分布的神经血管为足背外侧皮神经、足背动脉、足背静脉。

【刺法】　浅刺 0.1～0.2 寸。针感为局部胀痛。或用三棱针点刺出血。

【灸法】　艾条灸 5～10 分钟。

【主治】　胎位不正，头痛，鼻塞。

第八节　足少阴肾经主要腧穴

本经共二十七穴，起于涌泉穴，止于俞府穴。主治生殖泌尿系统、消化系统、呼吸系统、循环系统疾病和本经脉所经过部位的疾病。

1. 涌泉 Yǒngquán

【类属】　五输穴之一，本经井穴，属木。

【定位】　在足底部，蜷足时前部凹陷处，约当足底二、三趾趾缝纹头与足跟连线的前 1/3 与后 2/3 交点上。

【取法】　仰卧或俯卧位，五趾跖屈，屈足掌，当足底掌心前面正中之凹陷处即是该穴。

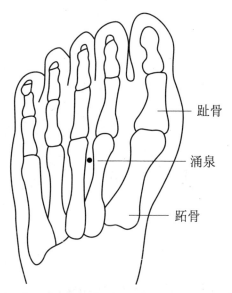

趾骨

涌泉

跖骨

【解剖】 由浅到深分别为皮肤、皮下组织、趾短屈肌、第二蚓状肌、踇收肌、骨间跖侧肌。分布的神经血管为足底内侧神经、足底外侧神经、足底动脉弓。

【刺法】 直刺 0.5～1.0 寸。针感为局部胀痛或扩散至整个足底部。

【灸法】 艾条灸 5～10 分钟。

【主治】 癫痫，休克，癔病，高血压。

2. 太溪 Tàixī

【类属】 五输穴之一，本经输穴，属土；肾之原穴。

【定位】 在足内侧，内踝后方，当内踝尖与跟腱之间的凹陷处。

【取法】 正坐或仰卧位，于内踝后缘与跟腱的前缘的中间，与内踝尖平齐处即是该穴。

【解剖】 由浅到深分别为皮肤、皮下组织、胫骨后肌腱、趾长屈肌腱与跟腱、跖肌腱之间。分布的神经血管为小腿内侧皮神经、胫后动脉、胫后静脉。

【刺法】 直刺 0.5～0.8 寸。针感为局部酸胀或向足底放散。

【灸法】 艾条灸 5～10 分钟。

【主治】 月经不调，遗尿，遗精，牙痛，耳鸣。

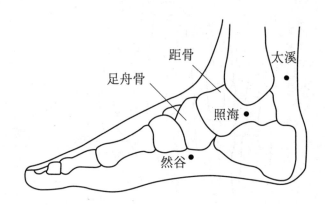

3. 照海 Zhàohǎi

【类属】 八脉交会穴之一，交阴跷脉。

【定位】 在足内侧，内踝尖下方凹陷处。

【取法】 正坐垂足或仰卧位，于内踝尖垂线与内踝下缘平线之交点略向下之凹陷处即是该穴。

【解剖】 由浅到深分别为皮肤、皮下组织、胫骨后肌。分布的神经血管为小腿内侧皮神经、内踝动脉网。

【刺法】 直刺 0.5～0.8 寸。针感为局部酸麻，可扩散至整个踝部。

【灸法】 艾条灸 5～10 分钟。

【主治】 咽喉炎，失眠，癫痫。

【注意】 针尖不宜向后，以免刺破胫后动脉、胫后静脉。

第九节　手厥阴心包经主要腧穴

本经共九穴，起于天池穴，止于中冲穴。主治精神神经系统、循环系统疾病和本经脉所经过部位的疾病。

1. 内关 Nèiguān

【类属】 本经络穴；八脉交会穴之一，交阴维脉。

【定位】 在前臂掌侧，腕横纹上 2 寸，掌长肌腱与桡侧腕屈肌腱之间。

【取法】 仰掌微屈腕，当曲泽与大陵穴的连线上，大陵上 2 寸即是该穴。

【解剖】 由浅到深分别为皮肤、皮下组织、指浅屈肌、指深屈肌、旋前方肌、前臂骨间隙。分布的神经血管为正中神经、前臂内侧皮神经、正中动脉、前臂正中静脉。

【刺法】 直刺 0.5～0.8 寸。针感为局部酸胀或有麻胀感向指端放散。

【灸法】 艾条灸 10～20 分钟。

【主治】 心绞痛，心律不齐，呕吐，膈肌痉挛。针麻常用穴。

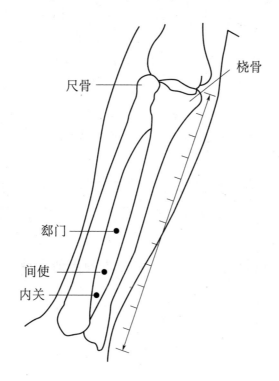

2. 大陵 Dàlíng

【类属】 五输穴之一，本经输穴，属土；心包之原穴。

【定位】 在前臂掌侧，腕掌侧远端横纹中，掌长肌腱与桡侧腕屈肌腱之间。

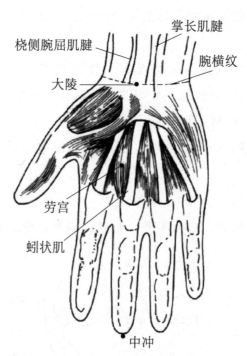

【取法】 伸臂仰掌，于掌后第一腕横纹上，掌长肌腱与桡侧腕屈肌腱之间即是该穴。

【解剖】 由浅到深分别为皮肤、皮下组织、正中神经、腕骨间关节囊。分布的神经血管为正中神经、前臂内侧皮神经、正中动脉、前臂正中静脉。

【刺法】 直刺 0.3～0.5 寸。针感为局部酸胀或有麻胀感向指端放散。

【灸法】 艾条灸 5～10 分钟。

【主治】 心律不齐，咽炎，腕管综合征。

图解中医体质养生 针灸篇

3. 劳宫 Láogōng

【类属】 五输穴之一，本经荥穴，属火。

【定位】 在手掌心，横平第三掌指关节近端，第二、三掌骨之间偏于第三掌骨。

【取法】 屈指握拳，以中指尖压在掌心横纹处，当二、三掌骨之间，紧靠第三掌骨桡侧缘即是该穴。

【解剖】 由浅到深分别为皮肤、皮下组织、掌腱膜、骨间背侧肌。分布的神经血管为指掌侧固有神经、尺神经、掌浅弓。

【刺法】 直刺 0.3～0.5 寸。针感为局部胀痛，扩散至整个手掌。

【灸法】 艾条灸 5～10 分钟。

【主治】 癔病，牙龈炎，手癣。

4. 中冲 Zhōngchōng

【类属】 五输穴之一，本经井穴，属木。

【定位】 在手中指末节尖端最高点。

【取法】 仰掌，手中指尖的中点，距指甲游离缘约 0.1 寸处即是该穴。

【解剖】 由浅到深分别为皮肤、皮下组织、指腱鞘、末节指骨粗隆。分布的神经血管为指掌侧固有神经、指掌侧固有动脉。

【刺法】 浅刺 0.1～0.2 寸，或用三棱针点刺出血。

【灸法】 艾条灸 5～10 分钟。

【主治】 高血压，高热，休克。

第十节　手少阳三焦经主要腧穴

本经共二十三穴，起于关冲穴，止于丝竹空穴。主治胸胁部、头、耳、目、咽喉病和本经脉所经过部位的疾病。

1. 外关 Wàiguān

【类属】 本经络穴；八脉交会穴之一，交阳维脉。

【定位】 在前臂背侧，当阳池与肘尖的连线上，腕背横纹上2寸，尺骨与桡骨之间。

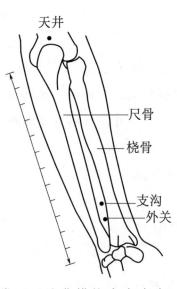

天井

尺骨

桡骨

支沟

外关

【取法】 伸臂俯掌，于腕背横纹中点直上2寸，尺、桡骨之间，与内关穴相对处即是该穴。

【解剖】 由浅到深分别为皮肤、皮下组织、小指伸肌、指伸肌、示指伸肌。分布的神经血管为前臂后皮神经、骨间后动脉、骨间后静脉、头静脉、贵要静脉。

【刺法】 直刺0.5～1.0寸。针感为局部酸胀或扩散至指端。

【灸法】 艾条灸10～20分钟。

【主治】 腮腺炎，偏头痛，高血压。

2. 支沟 Zhīgōu

【类属】 五输穴之一，本经经穴，属火。

【定位】 在前臂背侧，当阳池与肘尖的连线上，腕背横纹上3寸，尺骨与桡骨之间。

【取法】 伸臂俯掌，于腕背横纹中点直上 3 寸，尺、桡两骨之间，与间使穴相对处即是该穴。

【解剖】 由浅到深分别为皮肤、皮下组织、小指伸肌、拇长伸肌、前臂骨间膜。分布的神经血管为前臂后皮神经、桡神经、骨间后动脉、骨间后静脉、头静脉、贵要静脉。

【刺法】 直刺 0.5～1.0 寸。针感为局部酸胀或扩散至指端。

【灸法】 艾条灸 10～20 分钟。

【主治】 肋间神经痛，便秘。

第十一节　足少阳胆经主要腧穴

本经共四十四穴，起于瞳子髎穴，止于足窍阴穴。主治头、耳、目、咽喉、神志、热病和本经脉所经过部位的疾病。

1. 风池 Fēngchí

【类属】 交会穴之一，足少阳、阳维之会。

【定位】 在项部，当枕骨之下，与风府相平，胸锁乳突肌与斜方肌上端之间的凹陷处。

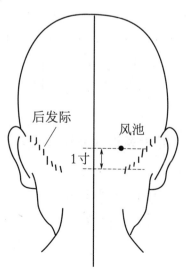

后发际　风池　1寸

【取法】　正坐或俯伏，项后枕骨下两侧凹陷处，当斜方肌上部与胸锁乳突肌上端之间即是该穴。

【解剖】　由浅到深分别为皮肤、皮下组织、项筋膜、头夹肌、头半棘肌、头后大直肌。分布的神经血管为枕小神经、枕动脉、枕静脉。

【刺法】　向对侧眼睛方向斜刺 0.5～0.8 寸。针感为局部酸胀，并向头顶和眼扩散。

【灸法】　艾条灸 10～20 分钟。

【主治】　高血压，近视，鼻炎，癫痫。

2. 肩井 Jiānjǐng

【类属】　交会穴之一，足少阳、阳维之会。

【定位】　在肩上，大椎穴与肩峰的连线的中点。

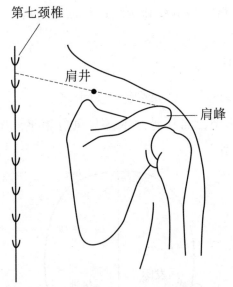

第七颈椎

肩井

肩峰

【取法】　正坐，于第七颈椎棘突高点至锁骨肩峰端连线的中点处即是该穴，向下直对乳头。

【解剖】　由浅到深分别为皮肤、皮下组织、斜方肌、肩胛提肌。分布的神经血管为颈神经后支、颈横动脉、颈横静脉。

【刺法】　斜刺 0.5～0.8 寸。针感为局部酸胀。

【灸法】 艾条灸 10～20 分钟。

【主治】 落枕，乳腺炎，高血压。

【注意】 此穴下方深部正当肺尖，故不可深刺，以免刺伤肺尖发生气胸。

3. 环跳 Huántiào

【类属】 交会穴之一，足少阳、太阳二脉之会。

【定位】 股骨大转子最高点与骶骨裂孔的连线上，当外 1/3 与中 1/3 的交点处。

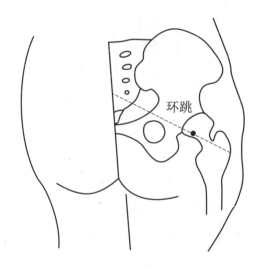

环跳

第一章 中医体质养生常用穴位

【取法】 侧卧，伸下腿，屈上腿，于大转子后方凹陷处，股骨大转子与骶管裂孔连线的中外 1/3 交点处即是该穴。

【解剖】 由浅到深分别为皮肤、皮下组织、臀大肌、闭孔内肌、梨状肌。分布的神经血管为臀下神经、坐骨神经、臀下动脉、臀下静脉。

【刺法】 直刺 2.0～2.5 寸。针感为局部酸胀，可向脚趾放散。

【灸法】 艾条灸 10～20 分钟。

121

【主治】 坐骨神经痛，下肢麻痹。

4. 阳陵泉 Yánglíngquán

【类属】 五输穴之一，本经合穴，属土；八会穴之一，筋会。

【定位】 在小腿外侧，当腓骨头前下方凹陷中。

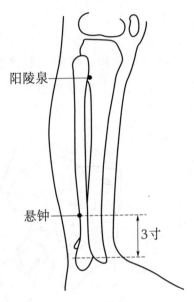

【取法】 仰卧或正坐屈膝垂足取穴。

【解剖】 由浅到深分别为皮肤、皮下组织、小腿深筋膜、腓骨长肌、腓骨短肌。分布的神经血管为腓浅神经、腓深神经、膝下外侧动脉、膝下外侧静脉。

【刺法】 直刺或斜刺1.0～1.5寸。针感为局部酸胀，可向踝部放散。

【灸法】 艾条灸10～20分钟。

【主治】 下肢瘫痪，胆绞痛，耳鸣。

第十二节　足厥阴肝经主要腧穴

本经共十四穴，起于大敦穴，止于期门穴。主治头、耳、目、咽喉、神志、热病和本经脉所经过部位的疾病。

1. 大敦 Dàdūn

【类属】 五输穴之一，本经井穴，属木。

【定位】 在足趾末节外侧，距趾甲角0.1寸。

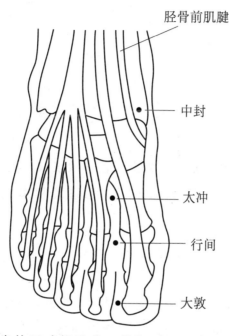

胫骨前肌腱

中封

太冲

行间

大敦

【取法】 正坐伸足或仰卧位，从拇趾爪甲外侧缘与基底部各作一线，交点处即是该穴。

【解剖】 由浅到深分别为皮肤、皮下组织、趾甲根。分布的神经血管为腓深神经趾背支、趾背动脉、趾背静脉。

【刺法】 浅刺0.1～0.2寸。针感为局部胀痛。或用三棱针点刺放血。

【灸法】 艾条灸5～10分钟。

【主治】 功能性子宫出血，腹股沟嵌顿疝。

2. 太冲 Tàichōng

【类属】 五输穴之一，本经输穴，属木；肝之原穴。

【定位】 在足背侧，当第一跖骨间隙的后方凹陷处。

【取法】　正坐垂足或仰卧位，足背第一、二跖骨之间，跖趾关节后方，跖骨底结合部前方凹陷处即是该穴。

【解剖】　由浅到深分别为皮肤、皮下组织、第一骨间背侧肌。分布的神经血管为跖背神经、足底内侧神经、跖背动脉、足背静脉网。

【刺法】　直刺 0.5～0.8 寸。针感为局部酸胀。

【灸法】　艾条灸 10～20 分钟。

【主治】　高血压，精神分裂症，乳腺炎。

第十三节　任脉主要腧穴

本经共二十四穴，起于会阴穴，止于承浆穴。主治精神神经系统、呼吸系统、消化系统、泌尿系统、生殖系统和本经脉所经过部位的疾病。

1. 会阴 Huìyīn

【类属】　交会穴之一，任脉、督脉、冲脉之会。

【定位】　在会阴部。男性在阴囊根部与肛门连线的中点，女性在大阴唇后联合与肛门连线的中点。

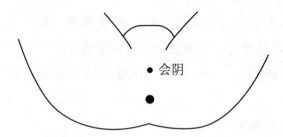

【取法】　截石位取穴。

【解剖】　由浅到深分别为皮肤、皮下组织、会阴中心腱。分布的神经血管为阴部神经、阴部内动脉、阴部内静脉。

【刺法】　直刺 0.5～1.0 寸。针感为局部胀痛，或扩散至整个阴部。

【灸法】 艾条灸 5～10 分钟。

【主治】 急救，阴囊湿疹，前列腺炎。

【注意】 孕妇禁用。

2. 关元 Guānyuán

【类属】 交会穴之一，足三阴、任脉之会。

【定位】 在下腹部，前正中线上，当脐中下 3 寸。

【取法】 仰卧位，于脐与耻骨联合上缘中点连线的下 2/5 与上 3/5 的交点处即是该穴。

【解剖】 由浅到深分别为皮肤、皮下组织、腹白线、腹横筋膜、腹膜外脂肪、壁腹膜。分布的神经血管为胸神经、腹壁浅动脉、腹壁浅静脉。

【刺法】 直刺 0.5～1.0 寸。针感为局部酸胀。

【灸法】 艾条灸 10～20 分钟。

【主治】 神经衰弱，不孕症，虚劳。

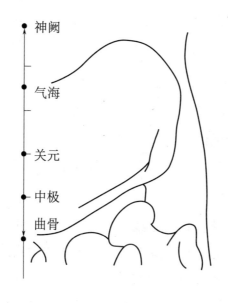

3. 气海 Qìhǎi

【类属】 肓之原。

【定位】 在下腹部，当前正中线上，脐中下 1.5 寸。

【取法】 仰卧位，先取关元，脐中与关元连线之中点处即是该穴。

【解剖】 由浅到深分别为皮肤、皮下组织、腹白线、腹横筋膜、腹膜外脂肪、壁腹膜。分布的神经血管为胸神经、脐周静脉网。

【刺法】 直刺 0.8～1.2 寸。针感为局部酸胀。

【灸法】 艾条灸 10～20 分钟。

【主治】 遗尿，阳痿，盆腔炎。

【注意】 孕妇禁用。

4. 神阙 Shénquè

【定位】 在腹部，脐中央。

【取法】 脐中央取穴。

【解剖】 由浅到深分别为皮肤、皮下组织、壁腹膜。分布的神经血管为胸神经、脐周静脉网。

【刺法】 不宜针刺。

【灸法】 艾条灸 10～20 分钟。艾炷灸（隔姜、盐等物） 5～10 壮。

【主治】 休克，痢疾，脱肛。

5. 中脘 Zhōngwǎn

【类属】 交会穴之一，手太阳、手少阳、足阳明所会；八会穴之一，腑会。

【定位】 在上腹部前正中线上，当脐中上 4 寸。

【取法】 仰卧位，胸剑联合与脐中连线的中点处即是该穴。

【解剖】 由浅到深分别为皮肤、皮下组织、腹白线、腹横筋膜、腹膜外脂肪、壁腹膜。分布的神经血管为胸神经、腹壁浅静脉。

【刺法】 直刺 1～1.5 寸。针感为局部酸胀。

【灸法】 艾条灸 10～20 分钟。

【主治】 胃溃疡，胃痉挛，荨麻疹。

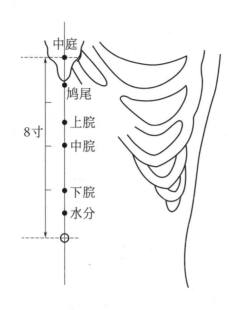

中庭

鸠尾

8寸

上脘

中脘

下脘

水分

6. 膻中 Dànzhōng

【类属】 八会穴之一，气会。

【定位】 在胸部，当前正中线上，平第四肋间，两乳头连线的中点。

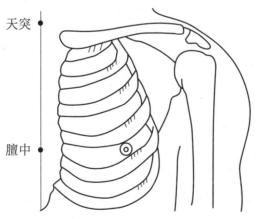

天突

膻中

【取法】 仰卧位，男子于胸骨中线与两乳头连线之交点处取穴；女子则于胸骨中线平第四肋间隙处取穴。

【解剖】 由浅到深分别为皮肤、皮下组织、胸骨体。分布的神经血管为肋间神经、胸廓内动脉、胸廓内静脉。

【刺法】 平刺 0.3～0.5 寸。针感为局部酸胀。

【灸法】 艾条灸 10～20 分钟。

【主治】 支气管炎，哮喘，心绞痛，乳腺炎。

第十四节　督脉主要腧穴

本经共二十九穴，起于长强穴，止于龈交穴。主治精神神经系统、呼吸系统、消化系统、泌尿系统、生殖系统和本经脉所经过部位的疾病。

1. 长强 Chángqiáng

【类属】 督脉络穴。

【定位】 在尾骨端下，尾骨端与肛门连线的中点处。

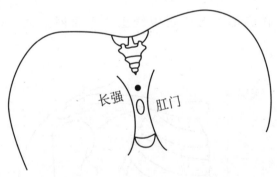

长强　肛门

【取法】 跪位或膝胸卧位，尾骨下端与肛门之间的凹陷处即是该穴。

【解剖】 由浅到深分别为皮肤、皮下组织、肛尾韧带、尾骨肌、肛提肌。分布的神经血管为肛尾神经、肛动脉、肛静脉。

【刺法】 向上斜刺 0.5～0.8 寸，与骶骨平行。针感为局部酸胀，可扩散至肛门。

【灸法】 不灸。

【主治】 痔疮，脱肛，癫痫。

【注意】 针刺时不得刺穿直肠，以防感染。

2. 腰俞 Yāoshū

【定位】 在骶部，当后正中线上，正对骶管裂孔。

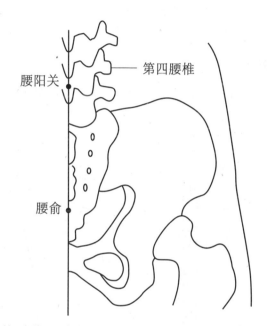

腰阳关

第四腰椎

腰俞

【取法】 俯卧位，先按取尾骨上方左右的骶角，两骶角下缘平齐的后正中线上即是该穴。

【解剖】 由浅到深分别为皮肤、皮下组织、骶尾背侧韧带、骶管。分布的神经血管为骶神经后支、骶中动脉、骶中静脉。

【刺法】 斜刺 0.5～0.8 寸。针感为局部酸胀。

【灸法】 艾条灸 10～20 分钟。

【主治】 小儿遗尿，腰骶痛。

3. 腰阳关 Yāoyángguān

【定位】 在腰部，当后正中线上，第四腰椎棘突下凹陷中。

【取法】 俯卧位，先按取两髂嵴，髂嵴连线与正中线交点处相当于第四腰椎棘突，棘突下方凹陷处即是该穴。

【解剖】 由浅到深分别为皮肤、皮下组织、棘上韧带、棘间韧带、黄韧带。分布的神经血管为腰神经后支、腰动脉背侧支、腰静脉背侧支。

【刺法】 斜刺 0.5～0.8 寸。针感为局部酸胀。

【灸法】 艾条灸 10～20 分钟。

【主治】 坐骨神经痛，脊柱炎，阳痿。

4. 命门 Mìngmén

【定位】 在腰部，当后正中线上，第二腰椎棘突下凹陷中。

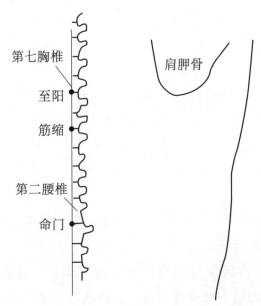

第七胸椎
肩胛骨
至阳
筋缩
第二腰椎
命门

130

【取法】 俯卧位，约与脐相平，第二腰椎棘突下凹陷处即是该穴。

【解剖】 由浅到深分别为皮肤、皮下组织、棘上韧带、棘间韧带、黄韧带。分布的神经血管为腰神经后支、腰动脉背侧支、腰静脉背侧支。

【刺法】 斜刺 0.5～0.8 寸。针感为局部酸胀。

【灸法】 艾条灸 10～20 分钟。

【主治】 盆腔炎，前列腺炎，遗尿。

5. 大椎 Dàzhuī

【类属】 交会穴之一，手足三阳经、督脉之会。

【定位】 在项部，当后正中线上，第七颈椎棘突下凹陷中。

【取法】 俯卧或正坐低头位，颈后隆起最高者为第七颈椎，其下凹陷处即是该穴。

【解剖】 由浅到深分别为皮肤、皮下组织、斜方肌、棘上韧带、棘间韧带、黄韧带。分布的神经血管为颈神经后支。

【刺法】 斜刺 0.5～0.8 寸。针感为局部酸胀。或用三棱针点刺放血。

【灸法】 艾条灸 10～20 分钟。

【主治】 发热，精神分裂症，癫痫。

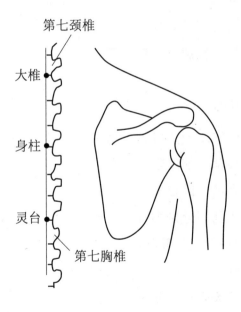

6. 百会 Bǎihuì

【类属】 交会穴之一，督脉、足太阳之会。

【定位】 在头部，前发际正中直上 5 寸，或两耳尖连线的中点处。

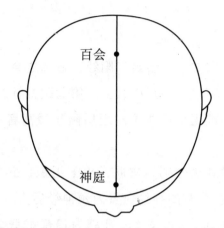

【取法】 正坐位，于前、后发际连线中点向前 1 寸处即是该穴。

【解剖】 由浅到深分别为皮肤、皮下组织、帽状腱膜。分布的神经血管为枕大神经、枕动脉吻合网、枕静脉吻合网。

【刺法】 平刺 0.5～0.8 寸。针感为局部胀痛。

【灸法】 艾条灸 5～10 分钟。

【主治】 头痛，癫痫，休克，脱肛。

7. 神庭 Shéntíng

【类属】 交会穴之一，督脉、足太阳、阳明之会。

【定位】 在头部，前发际正中直上 0.5 寸。

【取法】 正坐或仰卧位取穴。

【解剖】 由浅到深分别为皮肤、皮下组织、枕额肌。分布的神经血管为额神经、额动脉、额静脉。

【刺法】 平刺 0.3～0.5 寸。针感为局部胀痛。

【灸法】 艾条灸 5～10 分钟。

【主治】 头痛，高血压，鼻炎。

8. 水沟 Shuǐgōu

【类属】 交会穴之一，督脉、手足阳明之会。

【定位】 在面部，当人中沟的上 1/3 与中 1/3 交点处。

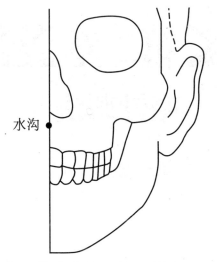

水沟

【取法】 在面部，将人中沟平均三等分，人中沟的上 1/3 与中 1/3 交点处即是该穴。

【解剖】 由浅到深分别为皮肤、皮下组织、口轮匝肌。分布的神经血管为上颌神经、面神经、上唇动脉、上唇静脉。

【刺法】 向上斜刺 0.3～0.5 寸。针感为局部胀痛。或用指甲按掐。

【灸法】 不灸。

【主治】 休克，癫痫，面神经麻痹。

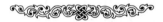

第二章

毫针刺法

毫针刺法有着很高的技术要求和严格的操作规程，医生必须熟练地掌握从进针到出针的一系列操作技术。

一、进针

（一）刺手与押手

针刺操作分刺手与押手。所谓"刺手"，就是持针的手，临床上多数医生以右手持针，故称右手为"刺手"。持针姿势主要有两种。①执笔式持针法，即以右手拇指、示指、中指夹持针柄，以无名指抵住针身。②二指持针法，即以右手拇、示二指夹持针柄。所谓"押手"，是指爪切按压所刺部位或辅助针身的手，多以左手为"押手"。

刺手的作用，是掌握针具，施行手法操作，进针时，运指力于针尖，使针刺入皮肤，行针时便于左右捻转、上下提插和弹震刮搓，并施行出针时的手法操作。

押手的作用，主要是固定腧穴的位置，夹持针身协助刺手进针，使针身有所依附，保持针垂直，力达针尖，以利于进针，减少刺痛，协助调节、控制针感。

临床施术时，刺手和押手常配合使用。进针时一边按压，一边刺入，使针尖透入皮肤，然后按照要采用的各种手法进行操作。故《灵枢·九针十二原》中说："右主推之，左持而御之。"《难经·七十八难》说："知为针者信其左，不知为针者信其右。"《扁鹊神应针灸玉龙经》说："左手重而多按，欲令气散；右手轻而徐入，不痛之因。"充分说明针刺时双手配合使用的重要性。

（二）进针方法

毫针的进针方法主要分为单手进针法、双手进针法和针管进针法。

1. 单手进针法

单手进针法即用刺手将针刺入穴位的方法。常用的单手进针法有插入法和捻入法两种。

插入法：以右手拇指、示指夹持针柄，中指指端靠近穴位，指腹抵住针尖和针身下端，拇指、示指随之屈曲，运用指力不加捻转将针刺入皮肤。

捻入法：右手拇、示两指夹持针柄，针尖抵于腧穴皮肤时，运用指力稍加捻转将针刺入皮肤。

2. 双手进针法

双手进针法即左右手配合将针刺入穴位皮肤的方法。常用的双手进针法有指切进针法、夹持进针法、舒张进针法和提捏进针法四种。

指切进针法：又称爪切进针法。用左手拇指或示指端切按在腧穴位置的旁边，右手持针，紧靠左手指甲面将针刺入腧穴。适用于短针的进针。

夹持进针法：以左手拇、示二指夹持住针身下端，露出针尖，将针尖固定于针刺穴位的皮肤表面，右手持针柄，使针身垂直，在右手指力下压时，左手拇、示两指同时用力，两手协同将针刺入穴位皮肤。适用于长针的进针。

舒张进针法：用左手拇指、示指将所刺腧穴部位的皮肤向两侧撑开，使皮肤绷紧，右手持针，使针从左手拇、示二指中间刺入。此法主要用于皮肤松弛部位的腧穴。

提捏进针法：用左手拇、示二指将针刺腧穴部位的皮肤捏起，右手持针，从捏起皮肤的上端将针刺入。此法用于皮肉浅薄部位的腧穴进针，如印堂穴等。

3. 针管进针法

针管进针法即利用不锈钢、玻璃或塑料等材料制成的针管代替押手进针的方法。针管一般比针短约5mm，针管直径为针柄的2～3倍。选用平柄针装入针管中，将针尖所在的一端置于穴位之上，左手夹持针管，用右手示指或中指快速叩打针管上端露出针柄的尾端，使针尖刺入穴位，再退出针管，施行各种手法。

二、针刺的角度、方向、深度

在针刺操作的过程中，正确掌握针刺的角度、方向和深度，是增强针感、提高疗效、防止意外事故发生的重要环节。腧穴定位的准确，不应仅限于体表的位置，还必须与正确的针刺角度、方向、深度等有机地结合起来，才能充分发挥其应有的效应。临床上同一腧穴处方，由于针刺的角度、方向、深度不同，所产生的针感强弱、传感的方向和治疗效果常有明显的差异。正确掌握针刺的角度、方向和深度，要根据施术腧穴所在的具体位置、患者的体质、患者的病情需要和针刺手法等具体情况灵活掌握。

（一）针刺的角度

针刺的角度是指进针时针身与皮肤表面所形成的夹角。主要根据腧穴所在部位的解剖特点和医生针刺时所要达到的目的而定。一般分为直刺、斜刺、横刺。

直刺：是针身与皮肤表面呈 90°角左右垂直刺入。此法适用于人体大部分腧穴。

斜刺：是针身与皮肤表面呈 45°角左右倾斜刺入。此法适用于肌肉较浅薄处或内有重要脏器或不宜于直刺、深刺的腧穴。

平刺：即横刺，沿皮刺。是针身与皮肤表面呈 15°角左右沿皮刺入。此法适用于皮薄肉少部位的腧穴，如头部腧穴等。

（二）针刺的方向

针刺的方向是指进针时针尖对准的某一方向和部位。一般依经脉的循行方向、腧穴的部位特点和治疗需要而定。

依循行定方向：是根据针刺补泻的需要，为达到"迎随补泻"的目的，在针刺时结合经脉的方向，或顺经而刺，或逆经而刺。一般地说，当补时，针尖须与经脉循行的方向一致，而当泻时，针尖须与经脉循行的方向相反。

依腧穴部位定方向：是根据所刺腧穴所在部位的特点，为保证针刺的安全，某些穴位必须刺向某一特定的方向和部位。如针刺哑门穴时，针尖应朝向下颌方向缓慢刺入；针刺廉泉穴时，针尖应朝向舌根方向缓慢刺入；针刺背部某些腧穴，针尖朝向脊柱方向刺入。

依病情定方向：即根据病情的治疗需要，为使针刺的感应达到病变所在部位，针刺时针尖应朝向病所，也就是说要达到"气至病所"的目的，采用行气手法时须依病变部位决定针刺的方向。

（三）针刺的深度

指针刺入腧穴部位的深浅度数。《素问·刺要论》指出："刺有浅深，各至其理……浅深不得，反为大贼。"说明针刺深浅必须适当的重要性。掌握针刺的深浅度，一般应以既有针下气至的感应，又不伤及重要脏器为原则。每个腧穴的针刺深度，还必须结合患者的年龄、体质、

137

病情、腧穴部位、经脉循行深浅、时令、医者针刺方法经验和得气的需要等因素综合考虑，灵活掌握。下面仅作原则性的介绍。

年龄：年老体弱及小儿娇嫩之体，宜浅刺；年轻体壮者宜深刺。

体质：身体瘦弱者宜浅刺；身体肥胖者宜深刺。

病情：阳证、新病宜浅刺；阴证、久病宜深刺。

腧穴部位：凡头面及胸背部腧穴及皮薄肉少部位腧穴，宜浅刺；四肢、腹部、臀部及肌肉丰满部位腧穴宜深刺。

经络：凡循行于肘臂、腿膝部位的经脉较深，宜深刺；循行于腕踝、指跖部位的经脉较浅，应浅刺。

针法：用补法宜卧针浅刺；用泻法宜直刺深刺。

时令：时当春夏之时而刺，宜浅刺；时当秋冬之时而刺，宜深刺。

得气：施针时针下酸麻胀重感应大、出现快者宜浅刺；针下感应迟钝、出现慢者宜深刺久留针。

针刺的角度、方向、深度，这三者之间有着不可分割的关系。一般来说，深刺多用直刺，浅刺多用斜刺或平刺。

三、行针

行针，亦名运针，是指将针刺入腧穴后，为了促使得气、调节针感及进行补泻而施行的各种手法。行针的手法一般分为基本手法和辅助手法两大类。

（一）基本手法

行针的基本手法，是毫针刺法的基本技术，常用的有提插法和捻转法两种。

1. 提插法　是指将针刺入腧穴后，使针在穴内进行上下进退的操作方法。使针从浅层向下刺入深层为插，由深层向上退到浅层为提。至于提插幅度大小，层次的变化，频率的快慢，和操作时间的长短，应根据患者体质、病情、腧穴部位、针刺目的等灵活掌握。使用提插法时指力要均匀一致，幅度不宜过大，提插的幅度一般掌握在 3～5 分。提插的幅度大，频率快，时间长，刺激量就大；提插的幅度小，频率小，时间短，刺激量就小。

2. 捻转法　是指将针刺入腧穴的一定深度后，以右手拇指和中、示二指夹持针柄，进行一前一后的来回旋转捻动的操作方法。捻转角度的大小、频率的快慢、时间的长短要根据体质、病情、腧穴部位、针刺目的等具体情况而定。使用捻转时，指力要均匀，角度要适当，一般应掌握在 $180°\sim360°$，不能单向捻转，否则针身易被肌纤维等缠绕，引起针刺时疼痛和滞针等。一般认为捻转的角度大，频率快，时间长，刺激量则大；捻转的角度小，频率慢，时间短，刺激量则小。

以上两种基本方法，既可单独应用，也可相互配合运用，在临床上必须根据患者的具体情况灵活掌握，才能发挥其应有的作用。

（二）辅助手法

辅助手法是进行针刺时用以辅助行针的操作方法，常用的有以下几种：

1. 循法　是以左手或右手于所刺腧穴的四周或沿经脉的循行部位，进行徐和的循按或叩打的方法。此法在未得气时用之可以通气活血，有行气、催气之功。若针下过于沉紧时，用以宣散气血，使针下徐和。

2. 刮柄法　是指针刺达到一定深度后，用指甲刮动针柄的方法。

3. 弹柄法　针刺后在留针过程中，以手指轻弹针尾或针柄，使针体轻轻振动，以加强针感、助气运行的方法，称为弹柄法。操作时用力不可过猛，弹的频率也不可过快，避免引起弯针。此法有激发经气、催气速行的作用。

4. 飞法　将针刺入腧穴后，若不得气，右手拇、示两指夹持针柄，细细搓捻数次，然后张开两指，一搓一放，反复数次，状如飞鸟展翅，故称之为飞法。此法有催气、行气、增强针刺感应的作用。

5. 摇法　是将针刺入腧穴一定深度后，手持针柄进行摇动，如摇橹之状。此法若直立针身而摇，多自深而浅随摇随提，用以出针泻邪；若卧针斜刺或平刺而摇，一左一右，不进不退，如青龙摆尾，可使针感单向传导。

6. 震颤法　是将针刺入腧穴一定深度后，右手持针柄，用小幅度、快频率的提插捻转动作，使针身产生轻微的震颤，以促使得气。

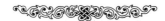

第三章

灸 法

灸法，是指将艾绒或其他药物置于患者体表腧穴或腧穴上方烧灼、温熨等，通过经络传导灸火的温、热及药物的作用，起到温通气血、扶正祛邪的作用，以达到治病和保健目的的一种外治法。它能治疗针刺效果较差的某些病症，结合针法应用，更能提高疗效，所以是针灸疗法中的一项重要内容。故《医学入门》说："凡病药之不及，针之不到，必灸之。"

一、灸法的作用

1. 温经散寒

《素问·异法方宜论》说："北方者，天地所闭藏之域也，其地高陵居，风寒冰冽……藏寒生满病，其治宜灸焫。"《素问·调经论》又说："血气者，喜温而恶寒，寒则泣而不流，温则消而去之。"可见灸法具有温经散寒的作用。灸法在临床上多用于治疗寒湿痹痛和寒邪为患，偏于阳虚的胃脘痛、腹痛、泄泻、痢疾等。

2. 扶阳固脱

《素问·生气通天论》说："阳气者，若天与日，失其所则折寿而不彰。"这说明阳气之重要性。阳衰则阴盛，阴盛则寒，为厥，甚则欲脱，当此之时，就可用艾灸来温补，扶助虚脱之阳气。《伤寒论》也说："下利，手足逆冷，无脉者，灸之。"可见阳气下陷或欲脱之危证，皆可用灸法。临床上多用其治疗脱证和中气不足、阳气下陷而引起的遗尿、脱肛、阴挺、崩漏、带下、痰饮等。

3. 消瘀散结

《灵枢·刺节真邪》说："脉中之血，凝而留止，弗之火调，弗能取之。"气为血帅，血随气行，气得温则行，气行则血亦行。灸能使气机通调，营卫和畅，故瘀结自散。所以，临床上常用其治疗气血凝滞之疾，如乳痈初起、瘰疬、瘿瘤等。

4. 防病保健

《千金要方》说："凡人吴蜀地游宦，体上常须三两处灸之，勿令疮暂瘥，则瘴疠温疟毒气不能着人也。"《扁鹊心书》说："人之无病时，常灸关元、气海、命门、中脘，虽未得长生，亦可保百余年寿矣。"由此说明灸法可起到防病保健的作用，也就是说无病施灸，可以激发人体的正气，增强抗病的能力，使人精力充沛。

二、灸用材料

施灸材料主要是艾叶制成的艾绒。关于艾叶的性能，《本草从新》说："艾叶苦辛，生温，熟热，纯阳之性，能回垂绝之阳，通十二经，走三阴，理气血，逐寒湿，暖子宫……以之灸火，能透诸经而除百病。"说明用艾叶作施灸材料，有通经活络、祛除阴寒、回阳救逆等作用。艾叶经过加工，制成细软的艾绒，更有它的优点：第一，便于搓捏成大小不同的艾炷，易于燃烧，气味芳香；第二，燃烧时热力温和，能穿透皮肤，直达深部。又由于艾产于各地，价格低廉，所以几千年来一直为针灸临床所采用。

三、灸法的分类

1. 艾炷灸　直接灸 〈 瘢痕灸
　　　　　　　　　　 无瘢痕灸

　　　　　　　　　　 隔姜灸
　　　　　间接灸 〈 隔蒜灸
　　　　　　　　　　 隔盐灸
　　　　　　　　　　 隔附子饼灸

2. 艾条灸 〈 温和灸
　　　　　　 回旋灸
　　　　　　 雀啄灸
　　　　　　 实按灸

3. 温针灸

4. 温灸器灸

5. 其他灸法——灯心草灸、黄蜡灸、桑枝灸、硫黄灸、桃枝灸、药捻灸、药片灸等。

四、灸法的操作方法

（一）艾炷灸

艾炷灸施灸时所燃烧的锥形艾团，称为艾炷。临床上根据不同的灸法，使用大小不同的艾炷。艾炷的制作一般用手捻。将纯净的艾绒放在平板上，用拇、示、中三指边捏边旋转，把艾绒捏紧成规格大小不同的圆锥形艾炷，小者如麦粒大，中者如半截枣核大，大者如半截橄榄大。每燃烧尽一个艾炷，称为一壮。施灸时，即以艾炷的大小和壮数多少来掌握刺激量的轻重。艾炷灸可分为直接灸和间接灸两类。

1. 直接灸

又称明灸、着肤灸，即将艾炷直接放置在皮肤上施灸的一种方法。根据灸后对皮肤刺激的程度不同，又分为瘢痕灸和无瘢痕灸两种。

（1）瘢痕灸　又称化脓灸，即用黄豆大或枣核大艾炷直接放在穴位上施灸，局部组织经烫伤后产生无菌性化脓现象，以改善体质，增强机体的抗病能力，从而起到防治疾病的目的。《针灸资生经》中说："凡着艾得灸疮，所患即瘥，若不发，其病不愈。"说明古代灸法一般要求达到化脓，即所谓"灸疮"，而且把灸疮的发或不发，看成是取得疗效的关键。目前临床上对哮喘、慢性胃肠病、体质虚弱、发育障碍等证多采用本法。其操作方法如下：

① 选择体位及点穴。因灸治要将艾炷安放在穴位表面，并且施治时间较长，所以选取的体位要求平正、舒适。待体位选好后正确点穴，可用棉签蘸龙胆紫或用墨笔在穴位上画点标记。《千金要方》说："凡点灸法，皆须平直，四体无使倾侧，灸时孔穴不正，无益于事，徒破好肉耳。若坐点则坐灸之，卧点则卧灸之……"说明古人对于灸疗时的体位和点穴是十分重视的。

② 艾炷的安放和施灸。艾炷安放时先在穴位上涂少量蒜液或凡士林，以增加黏附性和刺激作用。放好后，用线香点燃艾炷，烧近皮肤时患者有灼痛感，可用手在穴位四周拍打以减轻痛感。灸完1壮后，除去灰烬，方可换炷，每换1壮，即可涂凡士林或大蒜液1次，可连续灸7～9壮。

③ 敷贴淡膏药。灸满壮数后，在灸穴上敷贴淡膏药，可每天换贴1次。1周左右，灸穴逐渐出现无菌性化脓反应，如脓液多，膏药应勤换，经30～40天，灸疮结痂脱落，局部留有瘢痕。在灸疮化脓时，局部应注意清洁，避免污染，以免并发其他炎症（正常的无菌性化脓，脓液较淡色白，若感染细菌而化脓，脓色多呈黄绿色）。同时多吃一些营养较丰富的食物，可促使灸疮的正常透发，有利于提高疗效。此灸法有后遗瘢痕，灸前应征求患者同意。

（2）无瘢痕灸　又称非化脓灸，临床上多用中小艾炷。施灸时先在所灸腧穴部位涂少量的凡士林，以使艾炷便于黏附，然后将艾炷放置于腧穴部位点燃施灸，当艾炷燃剩五分之二或四分之一而患者感到微有灼痛时，即可易炷再灸。若用麦粒大艾炷施灸，当患者感到有灼痛时，医者可用镊子将艾炷熄灭，然后继续易炷再灸，待将规定壮数灸完为止。一般应灸至局部皮肤红晕而不起疱为度。因其皮肤无灼伤，故灸后不化脓，不留瘢痕。一般虚寒性疾患均可采用此法。

2. 间接灸

又称隔物灸、间隔灸，是用药物将艾炷与施灸腧穴部位的皮肤隔开进行施灸的方法。

古代的隔物灸法种类很多，广泛用于临床各种病证。所隔的物品多数属于中药。药物又因病、因、证的不同，既有单方，又有复方。故治疗时既发挥了艾灸的作用，又有药物的功能。有特殊效果且常用的间接灸有以下几种：

（1）隔姜灸。将鲜生姜切成直径2～3厘米，厚0.2～0.3厘米的薄片，中间用针刺数孔，然后将姜片置于应灸腧穴部位或患处，再将艾炷放姜片上面点燃施灸。当艾炷燃尽，再易炷施灸。灸完规定的壮数，以使皮肤潮红而不起疱为度。常用于因寒而致的呕吐、腹痛、腹泻以及风寒痹痛等。

（2）隔蒜灸。将鲜大蒜头切成0.2～0.3厘米厚的薄片，中间用针刺数孔（捣蒜如泥亦可），置于应灸腧穴或患处，然后将艾炷放在蒜片上点燃施灸。待艾炷燃尽，易炷再灸，直至灸完规定的壮数。此法多用于治疗瘰疬、肺痨及初起的肿疡等症。

（3）隔盐灸。用纯净的食盐填敷于脐部，或于盐上再置一薄姜片，上置大艾炷施灸，可防止食盐受火爆起而伤人。一般灸3～7壮。此法有回阳、救逆、固脱之功，但需连续施灸，不拘壮数，以待脉起、肤温、证候改善。临床上常用于治疗急性寒性腹痛、吐泻、痢疾、淋病、中风脱证等。

（4）隔附子饼灸。将附子研成粉末，以黄酒调和，做成直径约3厘米、厚约0.8厘米的附子饼，中间留一小孔或用针刺数孔，将艾炷置于附子饼上，放在应灸腧穴或患处，点燃施灸。由于附子辛温大热，有温肾补阳的作用，故多用于治疗命门火衰而致的阳痿、早泄、遗精或疮疡久溃不敛等症。

（二）艾条灸

1. 温和灸　相对固定，距离皮肤2～3厘米，每穴灸10～15分钟，以有温热感、无灼痛、皮肤红晕潮湿为度，适用于一切灸法主治病症。

2. 回旋灸　悬于施灸部位上方约3厘米高处，艾条左右往返移动或反复旋转，移动范围在3厘米左右，皮肤有温热感而不致灼痛，每穴灸10～15分钟，适用于风寒湿痹及瘫痪。

3. 雀啄灸　悬于施灸部位上方约3厘米高处，艾条一起一落，上下移动如鸟雀啄食样，每穴灸5分钟，多用于昏厥急救、小儿疾患、胎位不正、无乳。此法热感较强，注意防止烧伤皮肤。

4. 实按灸　用加药艾施灸（最常用的为太乙神针和雷火针灸）。

操作步骤：先在施灸腧穴部位或患处垫上布或纸数层。然后将药物艾卷的一端点燃，乘热按到施术部位上，使热力透达深部，若艾火熄灭，再点再按，每次每穴约按灸5～7下，至皮肤红晕为度。适用于风寒湿痹、痿证和虚寒证。

（三）温针灸

温针灸是针刺与艾灸相结合的一种方法，适用于既需要针刺留针，又需施灸的疾病。

温灸器是一种专门用于施灸的器具，用温灸器施灸的方法称温灸器灸，临床常用的有以下几种。

1. 灸架

① 将艾条点燃后插入灸架，用束带将灸架固定于施术部位。

② 艾条燃烧后距离施灸部位越来越远，且燃烧过程中会产生艾灰，会影响艾灸温度，及时调整艾条位置和清理艾灰，有利于保持艾灸温度恒定。

③ 艾条燃尽后，取下灸架，清除艾灰。

2. 温灸盒和温灸筒

施灸时，将艾绒点燃后放入温灸筒或温灸盒里的铁网上，然后将温灸筒或温灸盒放在施灸部位 15～20 分钟即可，适用于适宜艾灸的病症。灸盒多用于腹部、腰部等较大面积的灸治。

五、施灸的禁忌

1. 面部穴位、乳头、大血管等处均不宜直接灸，以免烫伤形成瘢痕。关节活动部位亦不适宜化脓灸，以免化脓溃破，不易愈合，甚至影响功能活动。

2. 一般空腹、过饱、极度疲劳和对灸法恐惧者，应慎施灸。对于体弱患者，灸治时艾炷不宜过大，刺激不可过强，以防"晕灸"。一旦发生晕灸，应及时处理。

　　3.孕妇的腹部和腰骶部也不宜施灸。

六、灸后的处理

　　施灸过量，时间过长，局部出现水疱，只要不擦破，可任其自然吸收，如水疱较大，可用消毒毫针刺破水疱，放出水液，再涂以龙胆紫。瘢痕灸者，在灸疮化脓期间，1个月内慎做重体力劳动，疮面局部勿用手搔，以保护痂皮，并保持清洁，防止感染。

图解中医体质养生 针灸篇

参考文献

[1] 艾丽丽，贾守梅，张玉侠，等．性早熟儿童自我概念与抑郁的相关性［J］．中国学校卫生，2018，39（8）：1189-1191.

[2] 张静，林余霖．图解食用本草［M］．北京：中医古籍出版社，2017.

[3] 崔述生．新编实用本草大全［M］．北京：化学工业出版社，2013.

[4] 亓新庆，亓雪梅，刘甜梦，等．从虚论治抑郁症方药研究进展［J］．中国实验方剂学杂志，2021，27（17）：217-226.

[5] 肖依，肖玉，李凌．巴林特小组干预对青少年抑郁症患者母亲负性情绪的影响［J］．中国健康心理学杂志，2023，31（8）：1130-1135.

[6] 孙怿泽，赵海滨，王哲义．应激诱导小胶质细胞激活在抑郁症中的机制研究及中药的调节作用［J］．中国中药杂志，2023，48（16）：4285-4294.

[7] 宁婕，王新，马柯．经典名方治疗抑郁症的临床研究现状与规律［J］．中华中医药学刊，2022，40（8）：108-111.

[8] 李瑶玥，王桂新．社会经济因素对中国居民肥胖的影响［J］．人口与发展，2022，28（5）：107-125.

[9] 梁繁荣，王华．针灸学［M］．北京：中国中医药出版社，2021.